改革・改善のための戦略デザイン

薬局
DX

業界標準の指南書

雑賀 智也
髙尾 理雄
淺沼 晋
飯田 慎也
植村 卓哉 著

Digital Transformation

秀和システム

はじめに

　近年、DX（デジタルトランスフォーメーション）が様々な業界で話題となっています。DXは、デジタル技術を駆使して、企業や組織のビジネスモデル、業務プロセス、そして企業文化そのものを一新し、提供価値を飛躍的に向上させる取り組みです。特に日本では、少子高齢化に伴い、ビジネスの効率化がより一層求められています。こうした背景からも、DXは不可欠であり、DXに乗り遅れた企業や業界は、取り残されていく可能性すらあります。

　医療業界も同様にDXが進んでいます。現在、日本の医療制度は様々な課題を抱えています。次の世代に医療を継承できるかどうかの過渡期にあり、DXが解決方法の一助として期待されています。薬局業界にもDXの波が押し寄せており、多くの薬局・ドラッグストアはDXの推進に舵を切っています。薬局におけるDXのポイントは、「効率性の向上」、「患者サービスの向上」、「情報管理の最適化」、「コミュニケーションの改善」、「コンプライアンスの強化」などで、これらすべてが持続可能な医療へと繋がっています。

　本書は、薬局DXを検討している薬局経営者や薬剤師、そして関係者に向けて、現状をわかりやすく解説したものです。第1章では医療DXの概要を学び、第2章で薬局DXの具体的なゴールイメージを共有します。第3章では薬局DXの事例を紹介し、第4章では薬局DXを担う薬剤師に必要な基本的なIT知識を説明します。第5章では業務をベースにしたDX事例を、最終章である第6章ではDXを推進している薬局へのインタビューを通じて具体的事例を紹介します。そして巻末には、薬局DXに関連する様々な資料・データを掲載させていただきました。

　本書が、薬局DXに関心を持つすべての方にとって役立つ情報源となることを願っています。

著者を代表して　雑賀智也

改革・改善のための戦略デザイン
薬局DX

6章　薬局における DX 推進の具体的事例

1 医療DXと薬局DX

薬局DXは国の医療DX政策にも含まれます。
まずは医療DXの全体像を確認しましょう。

雑賀智也

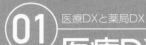
医療DXとは

薬局 DX の前に、まず医療 DX を理解しましょう。国は医療 DX を推進していますが、具体的な中身を知らない人もいるでしょう。そもそも、DX（デジタルトランスフォーメーション）という言葉を見聞きするようになったのも、ここ数年のことです。そこで本章では、DX とは何か、医療 DX が必要とされた背景や、政府が目指す医療 DX の姿を確認していきます。

◇ DX の定義

　デジタルトランスフォーメーション（**DX**＊）という言葉を、この数年で様々な分野で聞くようになりました。DXとはいったい何でしょうか。

　実のところ、DXに関する定義は様々であり、コンセンサスは得られていません。諸説ありますが、スウェーデンUmeå（ウメオ）大学の研究者Erick Stoltermanが2004年に発表した論文Information technology and the good lifeで提唱された概念が始まりとされています。「進化し続けるデジタル技術が人々の生活に影響を与えることで、よりよいものへと変革すること」がDXのコンセプトです。

　なお、日本においては、経済産業省が「**企業がビジネス環境の激しい変化に対応し、データとデジタル技術を活用して、顧客や社会のニーズを基に、製品やサービス、ビジネスモデルを変革するとともに、業務そのものや、組織、プロセス、企業文化・風土を変革し、競争上の優位性を確立すること**」と定義しています。より簡易に説明するならば、"デジタル技術による改革"ということでしょう。

▼Erick Stoltermanが提唱したDXの概念＊

> 　デジタル技術が人間生活のすべての面において起こす、あるいは影響を及ぼす諸変化に焦点をあて、情報通信技術（ICT）をただ受け入れていくのではなく、それによる人々の社会生活全体を探求する対象として生活変革をもたらす流れのこと

＊**DX**　Digital Transformation の略。

◇ 国は医療DXを推進している

　政府はここ数年で、**医療DX**を強力に推進しています。しかし、その具体的な中身を知らない人も多いと思います。現政権が目指す医療DXの詳細については後述しますが（→p.21参照）、目指すものの1つはデータ連携です。医療では、様々なデータが扱われています。クリニックを受診すれば診察や検査などの情報が、入院すれば手術や治療経過などの情報が、薬局に処方箋を持っていけば服用薬の情報が、自治体（保健所）には健診結果、予防接種歴などの情報があります。これまで、このような様々な情報が別々の場所で管理されており、医療者であっても他医療機関の情報などを容易には閲覧できませんでした。オンラインで連携し、こうした情報を共有することが医療DXのポイントの1つです。現在準備が進行中のマイナンバーカードの健康保険証利用（通称、マイナ保険証）は、患者本人による同意がなされた場合に、まさにこの情報連携に活用されます。

　医療DXを推進するメリットはいくつかあります。1つは、情報連携によって、他の医療機関での検査や治療情報を知ることで、より正確な診断、適切な治療に繋げられる可能性があるということです。他にも、複数の医療機関で同じ治療、検査が行われるのを避けるなど、無駄を防ぐことにも繋がります。さらに、データ活用も期待されています。医療DXにより医療情報が統合されれば、データから大きな傾向が掴めます。例えば「ワクチンの副反応が特定の年齢に多い」などの統計情報です。データから、こうした大きな傾向を掴むことができれば、医師の診療判断の助けになるし、予防医療のターゲットを絞り込むなどの対策を取ることも可能になるでしょう。政府は医療DXを推進することで、次ページの図にあるように様々なメリットを想定されています。

POINT

　医療の情報連携を考える際、薬物療法を事例として挙げると理解しやすいです。薬の投与状況を医療従事者間で共有することにより、最適な薬剤管理を実現することができます（**巻末資料1参照**）。

＊…の概念　出典：大江和彦, 日本周産期・新生児医学会雑誌,2023年58巻4号 p. 601-603
　　　　　　原文：Erick Stolterman, et al.：Information Technology and Good Life. January 2004, DOI：
　　　　　　10.1007/1-4020-8095-6_45

● 乳幼児期～青年期

（縦軸）青年期 / ライフステージ / 乳幼児期・学童・思春期

マイナンバーカードかスマートフォン一つで受診や薬の受け取りができる

自分の健診結果やライフログデータを活用し、自ら生活習慣病を予防する行動などにつなげることができる

かかりつけ医以外の医療機関にかかっても、必要なカルテ情報が共有され、スムーズに診療が受けられる

医療情報を二次利用することで、新たな医薬品などの研究開発が促進よりよい診療や的確な診断が可能に

同じ成分の重複した薬や飲み合わせのよくない薬を受け取ることがなくなる

救急時に、検査状況や薬剤情報などが把握され、迅速に的確な治療を受けられる

診断書などの自治体への提出がオンラインで可能に

子どもの健診結果や予防接種歴などをスマホ一つで確認でき、医療機関の受診の際、内容を確実に伝えることができる

予診票や接種券がデジタル化され、速やかに接種勧奨が届くのでスムーズな接種ができる接種忘れも防止

電子カルテが普及し、どの医療機関などでも情報共有が可能に

2023年度	2024年度	2025年度	2030
・マイナンバーカードの利用促進 ・オンライン資格確認などシステムの普及 ・自治体と医療機関の情報連携の開始	・救急現場での情報共有 ・電子カルテ情報共有サービスの整備 ・マイナポータルを介した自治体手続きの際の診断書などの電子的提出 ・電子処方箋を概ね全国の医療機関・薬局へ普及	・自治体システムの標準化	・共通算定モジュール・標準型電子カルテの普及

出典：第3回医療DX推進本部幹事会資料，(https://www.cas.go.jp/jp/seisaku/iryou_dx_suishin/pdf/dai3_kanjikai.pdf)

● 成人期～高齢期

高齢期

ライフステージ

救急時に、レセプト情報から受診や服薬の状況が把握され、迅速に的確な治療を受けられる

医療・介護関係者で状況が共有され、よりよいケアを受けられる

心肺蘇生に関する自分の意思が関係者に共有され、自らや家族が望む終末期医療を受けることができる

同じ成分の重複した薬や飲み合わせのよくない薬を受け取ることがなくなる

診断書などの自治体への提出がオンラインで可能に

医療情報を二次利用することで、新たな医薬品などの研究開発が促進よりよい治療や的確な診断が可能に

過去の検査状況が閲覧可能となり、負担の大きい検査を何度も受ける必要がなくなる

自分の健診結果やライフログデータを活用し、自ら生活習慣病を予防する行動などにつなげることができる

予診票や接種券がデジタル化され、速やかに接種勧奨が届くのでスムーズな接種ができる接種忘れも防止

電子カルテが普及し、どの医療機関などでも情報共有が可能に

処方箋を電子的に受け取れるため、オンライン診療やオンライン服薬指導をより受けやすくなる

生活習慣病などに関連する検査結果をいつでも自分で確認できる

成人期

2023年度	2024年度	2025年度	2030
・マイナンバーカードの利用促進 ・オンライン資格確認などシステムの普及 ・自治体と医療機関の情報連携の開始	・救急現場での情報共有 ・電子カルテ情報共有サービスの整備 ・マイナポータルを介した自治体手続きの際の診断書などの電子的提出 ・電子処方箋を概ね全国の医療機関・薬局へ普及	・自治体システムの標準化	・共通算定モジュール・標準型電子カルテの普及

出典：第3回医療DX推進本部幹事会資料，(https://www.cas.go.jp/jp/seisaku/iryou_dx_suishin/pdf/dai3_kanjikai.pdf)

● 医療・介護従事者、保険者・ベンダー等の関係者

ライフステージ

医療・介護関係者
で状況が共有され、
よりよい治療や
ケアを提供できる

医療機関と薬局
での情報共有が
進み、薬局の事務
負担が軽減される
と共に、質の高い
服薬指導を提供
できる

救急時に、レセプト
情報から受診や服薬
の状況が把握でき、
迅速に的確な治療の
提供が期待できる

医療情報を二次
利用することで、
新たな医薬品など
の研究開発の現場
が整備される

医療機関など・自治体関係者の事務負担が
順次軽減され、魅力ある職場を実現する

医療機関などや
ベンダーにおける
システム運用の
人的・財政的
コストが削減
できる

次の感染症危機への
対応力強化につながる

患者の過去の検査
結果や薬剤の閲覧、
重複投薬などのチェック
が可能となることにより、
負担の大きい重複検査や
重複投薬などが削減され、
効率的な医療の提供や
医療費の削減が期待
できる

ライフケア産業
などの産業振興
が加速

医療情報システムの
クラウド化により、
システム改修の
負担が軽減され、
セキュリティも確保

家庭内測定の血圧をはじめ
ライフログデータを、
診療で活用することが可能に

2023 年度	2024 年度	2025 年度	2030
・マイナンバーカード 　の利用促進 ・オンライン資格確認 　などシステムの普及 ・自治体と医療機関の 　情報連携の開始	・救急現場での情報共有 ・電子カルテ情報共有サー 　ビスの整備 ・マイナポータルを介し 　た自治体手続きの際の診 　断書などの電子的提出 ・電子処方箋を概ね全国 　の医療機関・薬局へ普及	・自治体システ 　ムの標準化	・共通算定モジュー 　ル・標準型電子カ 　ルテの普及

出典：第3回医療DX推進本部幹事会資料，(https://www.cas.go.jp/jp/seisaku/iryou_dx_suishin/pdf/
dai3_kanjikai.pdf)

デジタル化にまつわる言葉

　デジタル化にまつわる言葉には、デジタルトランスフォーメーション（DX）のほか、デジタイゼーション、デジタライゼーションなどがあります。ここで、これらの意味の違いを整理しておきましょう。

〉デジタイゼーション

　既存の紙のプロセスを自動化したり、物質的な情報をデジタル形式に変換したりするなど局所的にデジタル技術を導入すること。いわゆるデジタル化。

〉デジタライゼーション

　業務のプロセス全体をデジタル化すること。組織のビジネスモデル全体を一新し、クライアントやパートナーに対してサービスを提供するよりよい方法を構築すること。

〉デジタルトランスフォーメーション（DX）

　企業が外部エコシステム（顧客、市場）の劇的な変化に対応しつつ、内部エコシステム（組織、文化、従業員）の変革を牽引しながら、第3のプラットフォーム（クラウド、モビリティ、ビッグデータ／アナリティクス、ソーシャル技術）を利用して、新しい製品やサービス、新しいビジネスモデルを通して、ネットとリアルの両面での顧客エクスペリエンスの変革を図ることで価値を創出し、競争上の優位性を確立すること。

デジタルトランスフォーメーションとデジタイゼーション、デジタライゼーション

● デジタイゼーション

デジタルは、確立された産業の
効率化などを補助するツール

● デジタライゼーション

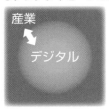

デジタルは、産業と一体化するこで、
ビジネスモデル自体を変革する

● デジタル・トランスフォーメーション

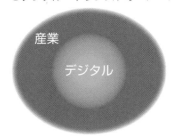

デジタルは、産業内の制度や
組織文化の変革を促す

出典：総務省 HP, デジタル・トランスフォーメーションの定義（https://www.soumu.go.jp/johotsusintokei/
whitepaper/ja/r03/html/nd112210.html）

02 医療DXが求められる背景

政府が医療DXを推進する理由はいくつかありますが、その1つは世界に類を見ない速さで進む高齢化です。高齢化により疾病構造は大きく変わります。医療ニーズは高まり、供給する医療人材は不足する。また、日本の医療DXは各国と比べて立ち遅れているといわれています。ここでは、日本において医療DXが必要とされる背景を確認します。

◇ 高齢化の進行と医療・介護ニーズの高まり

　　日本は世界に類を見ない早さで**高齢化**が進行しています。2022年現在で29.0%となっている高齢化率は、団塊の世代が後期高齢者となる2025年には29.6%に、団塊の世代ジュニアが前期高齢者となる2040年には34.8%に達すると推計されています。こうした高齢化の進展に伴い医療ニーズは高まっています。

　　具体的には、疾病構造は変化し、慢性疾患と共存しつつQOLを維持・向上を図っていく必要が生じています。介護においても同様で、医療と介護の両方のニーズを持つ高齢患者や要介護者、認知症患者の増加が見込まれています。今後は、医療・介護の両面のニーズに対応するため、より一層、医療従事者と介護従事者の連携が必要になると考えられています。

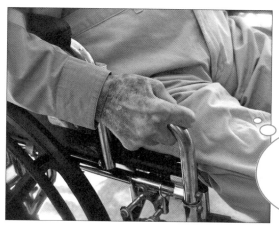

私たち患者にとって、質の高い医療・介護を今後も維持できるのかが気になります。

日本の人口の推移

日本の人口は近年減少局面を迎えている。2070年には総人口が9,000万人を割り込み、高齢化率は39%の水準になると推計されている。

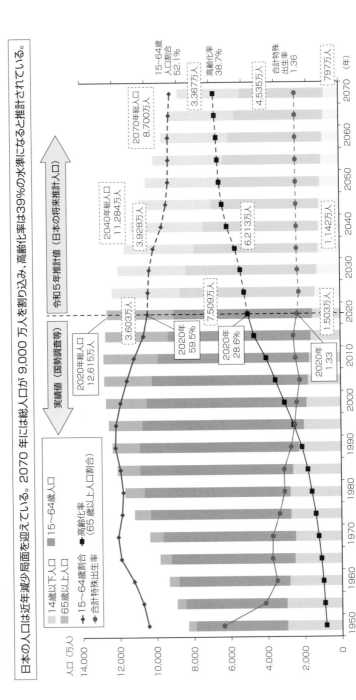

凡例
- 14歳以下人口
- 15～64歳人口
- 65歳以上人口
- 高齢化率（65歳以上人口割合）
- 合計特殊出生率

人口（万人）

実績値（国勢調査等）

令和5年推計値（日本の将来推計人口）

2020年総人口 12,615万人

2020年 59.5%
2020年 28.6%
2020年 1.33

3,603万人
7,509万人
1,503万人

2040年総人口 11,284万人
3,928万人
6,213万人
1,142万人

2070年総人口 8,700万人
3,367万人
4,535万人
797万人

15～64歳人口割合 52.1%
高齢化率 38.7%
合計特殊出生率 1.36

1950　1960　1970　1980　1990　2000　2010　2020　2030　2040　2050　2060　2070（年）

0　2,000　4,000　6,000　8,000　10,000　12,000　14,000

出所：2020年までの人口は総務省「国勢調査」、合計特殊出生率は厚生労働省「人口動態統計」、2025年以降は国立社会保障・人口問題研究所「日本の将来推計人口（令和5年推計）」（出生中位（死亡中位）推計）

16

◇ 医療・介護人材の不足

　しかしながら、2010年以降、日本は人口減少局面にあります（前ページ図）。2010年に1億2,800万人であった日本の総人口は、2070年には8,700万人にまで減少すると推計されています。今後は、様々な分野で人材不足が危惧されています。これは、医療・介護においても同様です。

　日本における医師数の推移を**図1**に示します。2020年の医師数は33万9,623人であり、近年は右肩上がりに増加しています。しかし、医師不足は人数だけの問題ではありません。労働基準法で定められている1週間に40時間という勤務時間の上限を、ほとんどの診療科の医師が超過しています（**図2**）。

　勤務地や診療科の偏在のほか、権限や役割が医師に集中していることが原因の1つであり、対策として、医師のタスクシフトやDXによる業務効率化が考えられています。

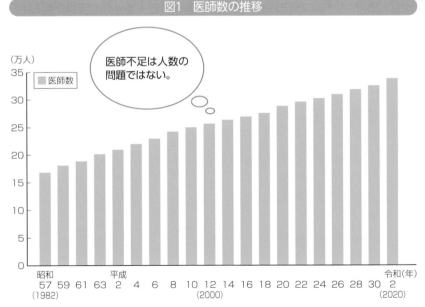

図1　医師数の推移

出典：厚生労働省，医師・歯科医師・薬剤師統計の概況（https://www.mhlw.go.jp/toukei/saikin/hw/ishi/20/dl/R02_1gaikyo.pdf）

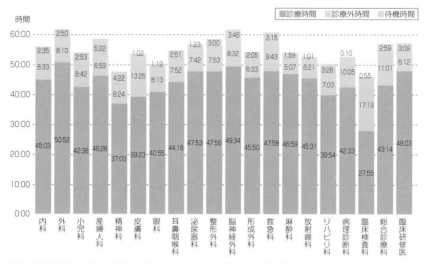

図2　病院常勤医師の診療科別1週間の勤務時間

出典：厚生労働省，第9回医師の働き方改革の推進に関する検討会 資料3（https://www.mhlw.go.jp/content/10800000/000677264.pdf）

メモ　電子処方箋

　従来紙ベースで発行されていた処方箋を電子化したものです。患者が医療機関で電子処方箋を選択し、医師や歯科医師、薬剤師が患者の薬の情報へのアクセスに同意することにより、異なる医療機関や薬局間で患者の薬剤情報を共有することが可能になります。この情報が重複投薬や禁忌薬の併用などのチェックに利用されます（➡p.68参照）。

◈ 日本の医療DXの遅れ

　日本の医療DXの遅れも政府がDXを推進している理由の1つです。**電子カルテ**システムの普及率は、2020（令和2）年で、一般病院57.2%、診療所49.9%にとどまっています（次ページ図）。これは、北欧に比べて半分程度です（2017年時点：北欧 [デンマーク、スウェーデン、フィンランド、ノルウェー]100%、ドイツ、イギリスでは90%以上）。こうしたデジタル化の遅れは、2020年以降の新型コロナウイルス感染症拡大によって顕在化したのです。

　感染者との接触確認アプリ**COCOA**（ココア）を覚えている人は多いでしょう。COCOAは2020年6月に運用が開始され、Bluetoothにより感染者と1メートル以内・15分以上接触した場合に、接触可能性を通知するスマートフォンアプリです。しかしながら、通知が届かない事例や、通知が届いたあとに保健所に確認をしても、回線がパンクしていて対応できないなどのトラブルを繰り返し、2021年11月にサービスを停止しています。

　また、コロナ対応の効率化を目指して、**HER-SYS**（ハーシス）という情報システムが、感染者情報の把握・管理のため2020年5月に運用が開始されました。このシステムは、医療機関が感染者の情報（届け出等）を入力し、本人・患者なども健康状態を入力できるものです。

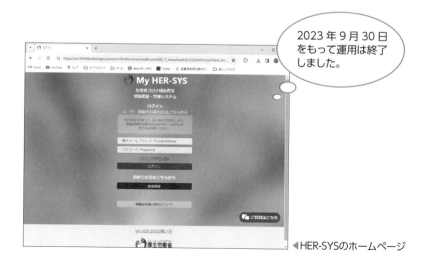

2023年9月30日をもって運用は終了しました。

◀HER-SYSのホームページ

しかしながら、入力項目が非常に多く（120項目）、医療機関・保健所での業務を圧迫していたことが指摘されています。運用が繰り返し見直され、システム改修に相当な予算が投じられたといいます。最終的には、感染者が増えすぎて全数把握する方針が重症者のみ把握する方針に見直され、2023年9月30日をもって運用は停止されました。

🔑 POINT

近年、医療分野におけるIT化は目覚ましいです。今後もさらに医療分野のIT化（デバイスの普及）は進むと予想されています（**巻末資料2参照**）。

電子カルテの普及率

年	一般病院[※1]	病床規模別			一般診療所[※2]
		400床以上	200～399床	200床未満	
平成20年	14.2% (1,092／7,714)	38.8% (279／720)	22.7% (313／1,380)	8.9% (500／5,614)	14.7% (14,602／99,083)
平成23年[※3]	21.9% (1,620／7,410)	57.3% (401／700)	33.4% (440／1,317)	14.4% (779／5,393)	21.2% (20,797／98,004)
平成26年	34.2% (2,542／7,426)	77.5% (550／710)	50.9% (682／1,340)	24.4% (1,310／5,376)	35.0% (35,178／100,461)
平成29年	46.7% (3,432／7,353)	85.4% (603／706)	64.9% (864／1,332)	37.0% (1,965／5,315)	41.6% (42,167／101,471)
令和2年	57.2% (4,109／7,179)	91.2% (609／668)	74.8% (928／1,241)	48.8% (2,572／5,270)	49.9% (51,199／102,612)

※1　一般病院とは、病院のうち、精神科病床のみを有する病院および結核病床のみを有する病院を除いたものをいう。
※2　一般診療所とは、診療所のうち歯科医業のみを行う診療所を除いたものをいう。
※3　平成23年は、宮城県の石巻医療圏、気仙沼医療圏および福島県の全域を除いた数値である。

出典：厚生労働省, 医療施設調査（https://www.mhlw.go.jp/content/10800000/000938782.pdf）

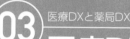

03 医療DXの変遷と未来

ここでは、近年の日本の政策において、医療DXがどのような変遷を辿ってきたかを確認します。さらに、未来予測として、現政権が目指している医療DXを確認します。

◇ 医療DXのあゆみ

　まずは、近年の日本の医療DXの変遷を俯瞰してみましょう。2010年5月、政府の高度情報通信ネットワーク社会推進戦略本部 (IT戦略本部) により「**どこでもMY病院構想 (自己医療・健康情報活用サービス)**」が公表されました。どこでもMY病院構想は、シームレスな地域連携医療を目的に、個人の健康に関わる情報を電子化し、PHRの構築を目指すというものです。その後、2011年にはレセプトの電子媒体提出が原則義務化されました。

　2016年1月には社会保障・税番号に関する制度「**マイナンバー制度**」が施行、2017年1月には厚生労働省により「**データヘルス改革計画**」が公表されました。データヘルス改革計画は、健康・医療・介護情報のプラットフォームを構築し、得られたビッグデータ分析により、データヘルスを推進していくとし、さらに、予防医療や生活習慣病対策、創薬研究にも使えるように自治体、保険者や医療機関などが持つデータとの連携も目指していました。

　2018年5月には**次世代医療基盤法**が施行されました。同法は、健康・医療に関する研究開発・産業創出を目的に、個人の匿名加工医療情報を、国が認めた認定事業者が扱うことを認めるものです。

メモ　PHRとは

　PHRは「Personal Health Record」の略称で、「個人健康記録」という意味です。これは、患者自身が自分の健康に関する情報を管理するためのもので、診療記録、予防接種の履歴、アレルギーの有無、運動や食事の状況など、健康に関わる様々なデータを含みます。PHRを活用することで、医師の診察時に自分の健康状態を正確に伝えることが可能になり、自分の健康を深く理解し、健康維持に役立てることができます（➡p.146参照）。

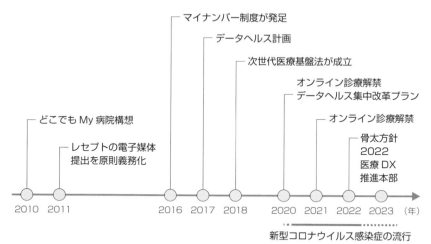

日本の医療DXの歩み

- マイナンバー制度が発足
- データヘルス計画
- 次世代医療基盤法が成立
- オンライン診療解禁
- データヘルス集中改革プラン
- オンライン診療解禁
- どこでも My 病院構想
- レセプトの電子媒体
  提出を原則義務化
- 骨太方針
  2022
  医療 DX
  推進本部

2010 2011 　　　2016 2017 2018 　　2020 2021 2022 2023 （年）

新型コロナウイルス感染症の流行

（著者作成）

◇ 新型コロナウイルス感染症の拡大により医療 DX が進展

　　上記に述べたとおり、多くの政策や制度が推進されてきましたが、2020年以降に**新型コロナウイルス感染症**が広がったことで、日本の医療分野のデジタル化の遅れが顕在化しました。前述した行政でのFAX利用や、COCOAやHER-SYSといったシステムの失敗が挙げられます（➡ p.19参照）。

　　それでも、新型コロナウイルスが医療DXを前進させるきっかけになったのも事実です。COCOAやHER-SYSだけでなく、オンライン診療やオンラインによる服薬指導への取り組みが始まりました。

　　2020年4月からは、厚生労働省により「初診からのオンライン診療」が解禁され、オンライン診療を提供する医療機関の数が増加しました。薬局では「**0410対応**」によるオンライン服薬指導が導入され、2020年9月にはオンライン服薬指導の要件が緩和されて、情報通信機器だけでなく電話を使用することも可能になりました（この対応は2023年7月31日に終了しました）。

　非接触でのコミュニケーションが必要とされる中、これまで以上に医療においてDXが推進しました。業務の効率化やデータ連携が進み、オンラインでの診療、面会、学会への参加など、時間や場所に縛られないコミュニケーションも広まっています。

　電通デジタルによる「日本における企業のデジタルトランスフォーメーション調査*」によると、50%の企業が「新型コロナウイルスの影響でDXの推進が加速した」と回答しており、その進展が確認されています。

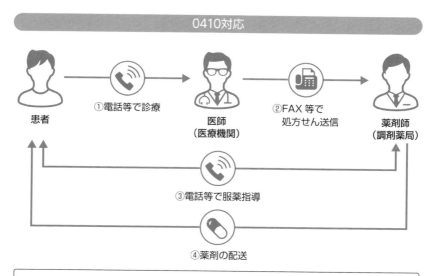

0410対応

患者　①電話等で診療　医師（医療機関）　②FAX等で処方せん送信　薬剤師（調剤薬局）
③電話等で服薬指導
④薬剤の配送

　0410対応では、電話（音声のみ）での実施により『薬剤服用歴管理指導料』の算定が可能でした。しかし、この特例措置は2023年7月31日をもって終了し、それ以降は薬機法に基づく対応として映像および音声によるものが必須条件となりました。

出典：厚生労働省保険局医療課，新型コロナウイルス感染症に係る診療報酬上の臨時的な取り扱いについて
（https://www.mhlw.go.jp/content/000621316.pdf）
　　　厚生労働省，新型コロナウイルス感染症への対応について【第2報】

---

*…デジタルトランスフォーメーション調査　電通デジタル：日本における企業のデジタルトランスフォーメーション調査（https://monoist.itmedia.co.jp/mn/articles/2101/14/news025.html）

◇ DX 元年と骨太方針

ここからは、より直近の政策を見てみましょう。2020年7月には「**データヘルス集中改革プラン**」が提案され、2021年9月にはデジタル庁が発足されました（**DX元年**とも呼ばれる）。デジタル庁は行政サービスの様々なオンライン化などのプロジェクトを担う新設の行政庁です。

さらに、2022年6月には「経済財政運営と改革の基本方針2022 新しい資本主義へ～課題解決を成長のエンジンに変え、持続可能な経済を実現～（**骨太方針**）＊」が閣議決定されました（現時点の最新は、2023年6月に閣議決定された骨太方針2023）。

骨太方針には国を挙げての医療DX推進が掲げられています。大きなものとして「全国医療情報プラットフォームの創設」、「電子カルテ情報の標準化等」、「診療報酬改定DX」などの施策について、産官学が一丸となって進めることが求められています。2022年10月には**医療DX推進本部**＊が発足し、3回の幹事会を経て、具体的な工程表が2024年春に策定される見込みです。

コラム 　**骨太方針**

骨太方針とは、単刀直入にいうと、日本の経済をどう活性化し、豊かにしていくかの指針です。現代の日本が直面する課題、少子高齢化、デフレ経済の克服、停滞する賃金の問題、そして環境保全に対応しながら、経済活性化と持続可能な成長を図る計画です。この方針には、様々な施策が含まれており、その1つに医療DXの推進があります。2023年6月に更新された骨太方針2023おいても、基本的な方針は維持されつつ、改革の加速化が強調されています。

＊…を実現～（**骨太方針**）　内閣府，経済財政運営と改革の基本方針 2022（https://www5.cao.go.jp/keizai-shimon/kaigi/cabinet/honebuto/2022/decision0607.html）
＊…**医療 DX 推進本部**　内閣官房，医療 DX 推進本部（https://www.cas.go.jp/jp/seisaku/iryou_dx_suishin/index.html）

◇ 今後の医療 DX はどう進むのか？

　今後の医療DXがどう進んでいくかについては、医療DX推進本部で検討中の工程表（次ページ図）にヒントがあります。工程表は、政府が行う医療DXの取り組みを示し、関係者との認識の共有と、進捗状況を確認するものです。医療DXには、薬局に関わる取り組みが多く含まれていることがわかると思います。（薬局個別のDXの詳細については後章で解説します）。

● マイナンバーカードと健康保険証の一体化の加速等

　2023年4月に、原則としてすべての保険医療機関・薬局でオンライン資格確認に対応（訪問診療・訪問看護等、柔道整復師・あん摩マッサージ師・はり師・きゅう師の施術所等でのオンライン資格確認の構築）、マイナンバーカード機能搭載のスマートフォンでの健康保険証利用の仕組みの導入などの取り組みを進めるとしています。なお、現行の健康保険証は2024年秋の廃止予定です。

● 全国医療情報プラットフォームの構築

　保健・医療・介護における情報連携の枠組みとして「**全国医療情報プラットフォーム**」の構築を目指すというものです。具体的には、オンライン資格確認等システムの拡充、2024年度中に電子処方箋の普及、電子カルテ情報共有サービス（仮称）の構築による共有情報の拡大を図るとされています。

● 電子カルテ情報の標準化等

　情報連携においては、標準規格を統一して用いることが要となります。電子カルテ情報に関して、2023年度に透析情報およびアレルギーの原因となる物質のコード情報について、2024年度に蘇生処置等の関連情報や歯科・看護等の領域における関連情報について、共有ならびに標準規格化を目指すとしています。また、医療情報を薬局側に共有するために、レセプトコンピューターや薬歴システムに用いる標準規格（**HL7 FHIR**）への対応を検討するとしています。

	2023年度（令和5年度）	2024

マイナンバーカードと健康保険証の一体化の加速等

▼保険医療機関等のオンライン資格確認の

マイナンバーカードと健康保険証の一体化の加速等

訪問診療等、柔道整復師・あん摩マッサージ指圧師・はり師・きゅう師の施術所等でのオンライン資格確認の構築	運用開
スマホからの資格確認の構築	運用開
生活保護（医療扶助）のオンライン資格確認対応	運用開始

医療機関・薬局間での共有・マイナポでの閲覧が可能な医療情報を

情報共有基盤の整備 共有等が可能な医療情報の範囲の拡大

電子処方箋　電子処方箋を実施する医療機関・薬局

電子カルテ情報　全国医療情報プラットフ（電子カルテ情報共有サ

レセプト情報　救急時に医療機関等で患者の医療情報を閲覧できる仕組みの整備

医療情報化支

電子カルテ情報の標準化等

医療機関・薬局間だけでなく、自治体、介護事業所と情報を共有、

自治体・医療機関/介護事業所間の連携 等

・自治体が実施する介護、予防接種、母子保健等の事業の手続に必要な情報の連携

自治体システムの

業務運用の見直し
医療機関・自治体との情報
　連携基盤の整備
実証事業

マイナポの申請サイトの改修

民間PHR事業者団体等と連携したライフログデータ標準化、

医療機関等のシステムについて、診療報酬の共通算定モジュールを

診療報酬改定DX
〔医療機関等システムのモダンシステム化〕

マスタの開発・改善
電子点数表の改善

マスタ改

共通算定モジュールの設計・開発

全国医療情報プラットフォームの構築

〇6年度）	2025年度（令和7年度）	2026年度〜（令和8年度〜）

出典：第3回医療DX推進本部幹事会資料，(https://www.cas.go.jp/jp/seisaku/iryou_dx_suishin/pdf/dai3_kanjikai.pdf)

化

〇令和6年秋
・保険証廃止

概ねすべての医療
機関・薬局で導入

構築
（の整備）

運用開始　診療情報提供書・退院時サマリーの交換
検査値〔生活習慣病、救急〕、アレルギー、薬剤禁忌、傷病名等を共有
順次、医療機関、共有する医療情報を拡大

運用開始し、普及

による電子カルテ情報の標準化を普及

運用開始し、普及　　　本格実施

で閲覧に加え、申請情報の入力

べき文書の標準化・クラウド化

施
直接メリットがある機能を開始 ➡ ➡ ➡
機能・実施自治体を拡大

下記について全国的に運用
・公費負担医療、地方単独医療費助成
・予防接種　　　・自治体検診
・母子保健情報　　・感染症届出
・介護

診断書等の自治体への電子提出の実現　順次、対象文書を拡大

2025年大阪・関西万博も見据えたユースケース創出支援　順次、ユースケースを拡大

的にモダンシステム化

数表
始
マスタ・コードの標準化の促進
提供拡大
機関・ベンダの負担軽減

共通算定モジュールのα版提供開始
（先行医療機関で実施、改善　順次、機能を追加）
本格実施　機能を更に追加しながら、
医療機関数を拡大

➡ 医療機関・ベンダの更なる負担軽減

● 診療報酬改定 DX

　2年に1度の診療報酬改定時に、医療機関やベンダーなどが対応に追われ、人的・金銭的に非常に大きな間接コストが生じています。こうした間接コストを減らすための取り組みが**診療報酬改定DX**です（➡p.71参照）。2024年度には医療機関などの各システム間の共通言語となるマスタおよびそれを活用した電子点数表を改善・提供すること、2026年度には共通算定モジュールを本格的に提供すること、共通算定モジュールなどを実装した標準型レセコンや標準型電子カルテの提供することなどにより、医療機関などのシステムを抜本的に改革することが検討されています。

> **POINT**
>
> DXよりも先の未来、日本が目指す社会の姿としてSociety 5.0が内閣府により提唱されています。この構想には、医療や介護の分野に関する指針も含まれています（**巻末資料3参照**）。

コラム　HL7標準とHL7 FHIR

　HL7 標準は、非営利団体の **HL7** ＊ によって策定された医療情報交換のための一連の規格で、医療機関間での患者情報やその他の医療情報の効率的な交換と統合を目的としています。HL7 標準にはいくつか種類がありますが、その中で注目されているのが **HL7 FHIR** です。HL7 FHIR は、現代の Web 通信を基盤とした、既存の医療情報システムの活用と相互運用性の確保を想定したフレームワークです。前述したように HL7 FHIR を電子カルテ情報の標準化などへの利用が検討されており、健康管理アプリやスマートウオッチなどの IoT 技術、PHR との連携にも広く採用されています。

参考：日本 HL 協会（https://www.hl7.jp/index.html）、厚生労働省, HL7 FHIR に関する調査研究の報告書（https://www.mhlw.go.jp/stf/newpage_15747.html）

＊**HL7**　Health Level Seven International の略。

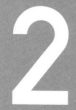

求められる薬局DX

薬局DXは、今日の医療業界において必要不可欠な取り組みです。ここでは、薬局DXがなぜ必要なのか、そして薬局DXにより、これからの薬剤師に何が求められているのかを確認します。

髙尾理雄

なぜ薬局DXか

薬局 DX を推進する理由は、薬剤師の専門性を最大限に活かし、かかりつけ医と連携して患者の状態をモニタリングし、その療養活動を支援するための有力な手段としての期待値にあります。地域医療においては、薬局が患者との接点「ラスト・ワンマイル」としての役割が多いため、薬局 DX は地域全体の医療サービスの底上げになると考えられます。薬局が地域医療に対して"積極的な関わり"を求められる中、対物業務の自動化や代替案による効率化を図るべく、タスクシフトを求められるようになりました。

◇ 医療情報の共有と医薬連携の連携強化・薬剤情報の効率的な管理

薬局は患者の薬歴情報や処方箋情報などを保有しています。これらの情報をデジタル化し、医療機関や他の関連機関と共有できるようにすることで、医療情報の連携強化が可能となります。これにより、医療従事者間のコミュニケーションがスムーズに行え、患者の健康管理に一貫性を持たせられます。

また、実際の処方薬の品目名、剤型などの情報を共有することで、地域でその医師からの処方によって、どの薬が処方されたかの実績も共有されることになり、薬剤の在庫管理や適切な薬の選択、副作用の確認などが効率的に行えるようになります。これにより、患者に適切な薬物療法を提供するための基盤が整います。**地域フォーミュラリー**や、備蓄計画の最適化などの促進につながる、二次的な効果も期待できます。

メモ 地域フォーミュラリー

患者が効果的で安全、かつコストパフォーマンスに優れた治療を受けられるよう、特定の地域で推奨される薬のリストです。このリストは、その地域の病気の発生率や薬の使用状況に基づき策定され、地域ごとにカスタマイズされた処方の指針として活用されます。この取り組みにより、科学的根拠に基づいた効果的な薬の使用を促進し、患者にとってよりよい治療結果をもたらすと共に、経済的負担を軽減することが目指されています。

薬局DXを実践した業務内容の変化について

薬局 DX では、医薬連携のポイントを数多く設けられ地域医療を支える医療機関と連携・支援できる

従来の標準的な医療連携

▼患者様の情報共有が中心
①日々のご連絡（疑義照会含む）→電話で連絡
②必要に応じた服薬指導提供書 →封書で送付

▼薬局 DX を実践すると
→ビジネスチャット・医療 SNS で連携
→セキュアな環境下でデータ共有

より薬局 DX を実施した場合（＋α医療機関へのメリット提供）

①治療継続サポート	②情報発信サポート	③診療費収納サポート
患者様の受診率向上に貢献	情報発信に関する手間と時間を削減	診療費回収業務軽減
お薬が切れる前、予約日の前日（実証実験中）までに、とどくすりから治療継続サポートのご案内。	患者様への情報発信、DM などの告知物発送・レコメンドの代行。	診療時の患者様への診療代・お薬代の請求を代行。

（著者作成）

◇ 患者や多職種とのコミュニケーション改善

　ICT 技術を活用して、薬剤師と患者のコミュニケーションを強化することができます。オンライン相談・服薬指導・情報提供などを通じて、患者が正しい薬の使用方法や副作用について理解しやすくなります。

　また多職種連携においても、ビジネスチャットや医療用SNSなどの普及により、医療機関への疑義紹介や、情報共有の効率的な情報伝達として、業務負荷を軽減できます。従来は電話で行っていた医療機関への疑義紹介や多職種との情報提供・連携などがビジネスチャットなどに置き換わることで30〜50％の業務負荷が軽減できる事例もあります。

デジタルコミュニケーションツールを活用した業務連携

ビジネスチャットを用いた具体的な薬局業務での運用方法

従来の運用

× 紙への記載
× FAX 送付の手間

DX を取り入れた運用

○ ヘッドフォンで電話対応
○ SNS で書面のやりとり / 連絡

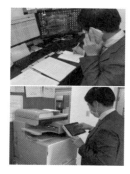

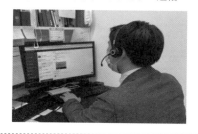

【導入例】スタッフの現場の声
・クリニックや多職種(訪問看護師、ケアマネ 等)
　とのやりとりにかかる工数と時間が削減できた。
・紙の印刷、FAX 送付にかかるコストが圧縮できた。
・PHR・ビジネスチャットは手軽で操作性が
　「簡単・シンプル」ですぐに利用できた。

(著者作成)

◈ 薬物療法の安全性向上、予防と健康促進の支援の実現

　デジタル化により、患者が複数の医療機関で処方された薬剤の情報を一元的に管理できるようになります。これにより、薬の重複投与や相互作用などのリスクが軽減され、薬物療法の安全性が向上します。

● 予防と健康促進の支援

　薬局DXを活用して、患者の健康データを分析し、健康リスクや傾向を把握することができます。これに基づいて、予防策や健康促進のアドバイスを提供することで、地域の健康づくりに寄与します。

◇ 薬局の効率的な業務プロセス開発へ

　デジタル化により、薬局内の業務プロセスが効率化され、薬剤師の業務負担が軽減される可能性があります。これにより、より専門的なアドバイスやサービス提供に注力できます。

　薬局DXは、薬剤師の専門性を最大限に活かし、患者の健康管理を支援するための有力な手段です。地域医療においては、薬局は患者との接点が多いため、そのDX化は地域全体の医療サービス向上に繋がります。

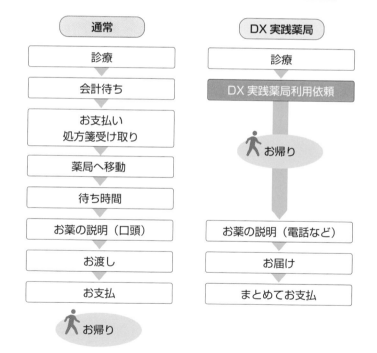

医療機関とDX実践薬局が連携して収納代行サービスを運用している事例

薬局 DX を実践すると会計の待ち時間をなくせます
お薬の受け取りまでの手間を減らせます

（著者作成）

薬局 DX を導入したメリット

■診療継続支援（受診勧奨実施運用案）
処方履歴をもとに、残薬管理を行い手元の薬が切れる 1 週間前を目安に、患者様へのお手元にある残薬を確認して、お薬が切れる前に受診をお勧めします。

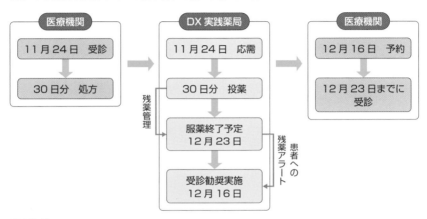

（著者作成）

トレーシングレポート・服薬後治療計測の共有・運用

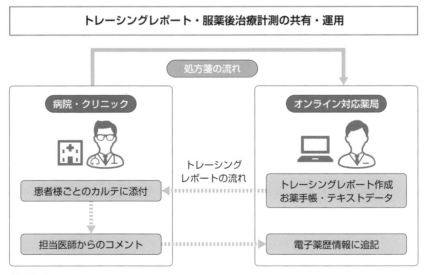

（筆者作成）

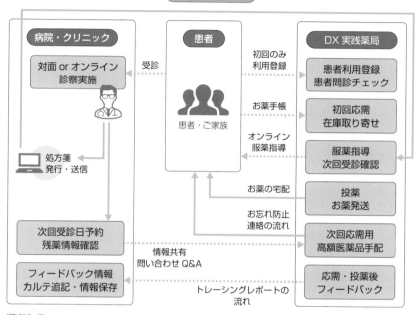

病院 - 薬局をとどくすりで連携させていただくことで、
治療・受信計画合わせて在庫準備

処方箋の流れ

病院・クリニック

対面 or オンライン
診察実施

処方箋
発行・送信

次回受診日予約
残薬情報確認

フィードバック情報
カルテ追記・情報保存

患者

患者・ご家族

受診

初回のみ
利用登録

お薬手帳

オンライン
服薬指導

お薬の宅配

お忘れ防止
連絡の流れ

情報共有
問い合わせ Q&A

トレーシングレポートの
流れ

DX 実践薬局

患者利用登録
患者問診チェック

初回応需
在庫取り寄せ

服薬指導
次回受診確認

投薬
お薬発送

次回応需用
高額医薬品手配

応需・投薬後
フィードバック

（筆者作成）

メモ　トレーシングレポート

　薬局の薬剤師が患者から聞き取った情報（アドヒアランス、残薬の状況、複数
病院の受診および服薬歴、OTCや健康食品の服用状況など）のうち、緊急性はな
いものの担当医師に共有すべきと判断された場合に用いられるレポート。

薬剤師不足？

近年、超高齢化社会を迎える日本では薬剤師の需要が高まっていますが、供給が追いついていない状況が続いています。薬剤師の数の不足は、適切な医療・薬物療法の提供や患者ケアの質の向上に影響を与える可能性があります。しかし、2021年9月時点の厚生労働省の発表では国内の薬剤師資格保有者数は約30万人を超えているといわれています。本当に薬剤師不足なのでしょうか？

◇ 薬剤師資格保有者数の推移

「令和2 (2020) 年 医師・歯科医師・薬剤師統計の概況」によると、全国の届け出薬剤師数は32万1,982人で、男性12万4,242人 (38.6%)、女性19万7,740人 (61.4%) と報告されています。30万人を超える**薬剤師**がいるにもかかわらず薬剤師不足がいわれていますが、果たして本当に薬剤師は不足しているのでしょうか。ここでは、日本の急激な高齢化や人口減少の背景から、薬剤師が不足している理由を深堀りしていきます。

日本の薬剤師数の推移

	薬剤師（人）	増減率（%）	人口10万対（人）
昭和57年（1982）	124390	…	104.8
59（'84）	129700	4.3	107.9
61（'86）	135990	4.8	111.8
63（'88）	143429	5.5	116.8
平成2年（'90）	150627	5.0	121.9
4（'92）	162021	7.6	130.2
6（'94）	176871	9.2	141.5
8（'96）	194300	9.9	154.4
10（'98）	205953	6.0	162.8
12（'2000）	217477	5.6	171.3
14（'02）	229744	5.6	180.3
16（'04）	241369	5.1	189.0
18（'06）	252533	4.6	197.6

	薬剤師（人）	増減率（%）	人口10万対（人）
20（'08）	267751	6.0	209.7
22（'10）	276517	3.3	215.9
24（'12）	280052	1.3	219.6
26（'14）	288151	2.9	226.7
28（'16）	301323	4.6	237.4
30（'18）	311289	3.3	246.2
令和2年（'20）	321982	3.4	255.2

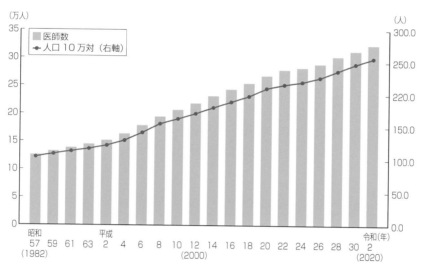

出典：令和2（2020）年 医師・歯科医師・薬剤師統計の概況（厚生労働省）(https://www.mhlw.go.jp/toukei/saikin/hw/ishi/20/index.html)

◆ 超高齢化社会、「2025年問題」を迎えるにあたって

　「2025年問題」とは、日本の高齢化が進む中で、2025年に国内の75歳以上の高齢者数が急増することから、医療・介護・福祉などの分野において様々な課題が生じるとされる問題です。

　2025年問題が薬剤師にどのような影響を及ぼす可能性があるかをいくつか挙げてみましょう。

◆ 高齢者向け医薬品の需要増加

　2025年問題に伴い、高齢者が増えることにより、高齢者向けの医薬品や健康補助食品などの需要が増加する可能性があります。薬剤師は適切な情報提供やアドバイスを通じて、高齢者の健康管理をサポートする役割が重要となります。

　高齢者は複数の薬を同時に服用することが多いため、相互作用や副作用に関するリスクが高まります。薬剤師は高齢者に対して、正しい服薬方法や副作用の監視、モニタリング、飲み合わせについてのアドバイスをより詳細に行うことが求められるようになります。

2025年には、75歳以上の高齢者が急増するといわれていますが…。

◇ 在宅ケアと薬剤師の役割・地域連携の強化

　高齢者が増えることにより、在宅でのケアや医療ニーズが増加する可能性があります。薬剤師は、在宅での薬物管理や服薬指導、健康相談などにおいて重要な役割を果たすことになります。また、薬剤師は高齢者が在宅で適切な医薬品管理を行えるようにサポートし、必要なケアの提供や多職種と連携するハブ的な（地域医療における活動の中心もしくは主要な部分のこと）役割が増えると考えられています。

　高齢者向け医薬品の処方は医師との連携が欠かせません。薬剤師は医師と連携し、高齢者の健康状態や薬物療法に関する情報を共有し、最適なケアを提供するためのコミュニケーションを行うことが重要になります。

　高齢者向け医薬品に関する情報提供が重要です。薬剤師は高齢者に対して、医薬品の効果や適切な使用方法、副作用についての情報をわかりやすく提供する必要があります。高齢者が増えることで、地域医療や介護の需要が増加すると予想されます。薬剤師は地域の医療機関や介護施設と連携し、総合的なケア提供に貢献することが求められるでしょう。

◇ 健康教育と予防活動の重要性

　薬剤師は健康教育や予防活動においても重要な役割を果たします。高齢者に向けた健康促進のプログラムやイベントなどを通じて、健康づくりのサポートを行うことが期待されています。高齢者向け医薬品に加えて、健康予防に関する情報提供やアドバイスがますます重要になります。

　薬剤師は高齢者に対して、健康な生活習慣や食事、運動などのアドバイスを提供することで、健康寿命の延伸をサポートする役割が増えます。国の政策も大きくその方向に舵を切っていくだろうと予想され、薬剤師人材の現場での活躍が期待されています。

◆ 薬剤師不足の懸念

　2025年問題により医療や介護の分野全体で人材不足が懸念されており、薬剤師も例外ではありません。高齢者の増加に伴い、薬剤師の需要が一層高まる可能性があり、その人材不足が深刻化する可能性があります。

　これらの影響を考えると、薬剤師が高齢化社会においてますます重要な役割を果たすことが求められるといえます。しかし、現在の薬局における「薬剤師としての役割・機能」は、前述したいくつかの影響に対して、対応・行動変容ができるのでしょうか。

● 現状の薬局における薬剤師人材の懸念と人材の偏在問題

　大手薬局チェーンおよび個人の薬局は、人口の多い都市部に集中して開設され、薬局件数が増加する一方で、人口の少ない地方や過疎地域では、薬剤師の確保が難しいことがあります。これにより、薬局の業務遂行や患者への適切な対応に支障が出る可能性があります。

　薬局では薬剤師が薬の調剤や患者への指導だけでなく、在庫管理や健康相談、報告書の作成など多岐にわたる業務を担当することがあります。これにより、業務負荷が高まり、薬剤師のストレスや疲労が蓄積される可能性があります。

● 長時間労働対策

　薬局の営業時間が長いことがあり、そのため薬剤師は長時間労働を強いられることが増えると考えられます。特に薬剤師不足の状況下では、薬剤師1人あたりの業務量が増加し、労働時間が長くなることがあります。

◇ 人間関係の課題と外部環境の変化への適応が必要

　薬局はチームでの業務が基本となりますが、人間関係の悩みやコミュニケーションの課題が発生する可能性もあります。特に狭いスペースで長時間一緒に作業するため、コミュニケーションが円滑でない場合、ストレスやトラブルを生じることがあります。

　また、医療や薬剤の分野は常に変化しており、新たな情報や技術の導入が求められます。薬剤師はこれらの変化に迅速に適応し、学習を続ける必要があります。しかし、これが負担になることもあるのです。

　これら前述した内容が前提で、外部環境の急激な変化も予想され、変化にも適応し薬局業務のオペレーションを再構築され、さらに、そのオペレーションの変化についても迅速かつ柔軟に適応する必要があります。

◇ 責任の重圧

　薬局薬剤師は薬の調剤や提供において患者の安全を守る重要な役割を担っています。誤った薬の提供や情報の伝達ミスなどが起こさないために、責任が重くのしかかります。それに加え、患者の主訴に応じて、医師をはじめ多職種の連携や、密なコミュニケーションも求められることになります。

　2021年9月時点の厚生労働省の発表では国内の薬剤師有資格者数は約30万人を超えているものの、今後、地域医療に関わる薬局薬剤師においては、"地域医療のハブ役"として、より医療現場への積極的介入を求められることになります。しかし、これまで調剤薬局の中だけの業務に従事して、前述した対人業務や、外部環境の変化に慣れていない人材が多いというのも全体を俯瞰して見たときの傾向とされています。現状のままでは、課題への対処は人海戦術となり、今後薬剤師の資格保有者が増えたとしても慢性的な人手不足が解消することは難しいと思われます。

　前述した人材が、"地域のハブ役"として活躍するためにも、薬局は今後の外部環境の変化に慣れ、"地域のハブ役"としての役割を果たす人材育成を進める備えとして、薬局のDXを進める必要があります。

03 薬価改定による売り上げ減少

2010年代には、医療費の増加を抑制するため、薬価改定が継続的に行われました。また、2016年には「経済産業省と厚生労働省による医薬品の希少疾病用医薬品への価格設定ガイドライン」が導入され、希少疾病用医薬品の価格設定に関するガイドラインが整備されました。薬価改定は、医療保険制度の一環として、医薬品の価格を見直し、適切な価格設定を行う取り組みであり、国は医療費の増加を抑制するべく厳しい改定を実施するといわれています。

◇ 収益減少と競争激化

　薬価改定によって医薬品の価格が引き下げられると、薬剤師が提供する医療サービスに対する収益も減少する可能性があります。これにより、薬局の収益が減少し、経営への影響が出るかもしれません。医薬品の価格が引き下げられることで、より多くの処方箋獲得のため競争が激化する可能性があります。これにより、広告・広報営業のコストが費やされ利益率の低下や競争による収益の圧迫が発生することがあります。また、収益減少を補うために、業務の見直しや効率化が求められることがあります。これには人員削減や業務プロセスの改善などが含まれてきます。

◇ 収益減少と競争激化への対策について

　薬局の収益減少と競争激化への対策として、以下が考えられます。

①**患者ファーストの精神におけるサービスの充実化**：収益減少を補うために、薬局は医療サービスの提供を充実させることが考えられます。薬剤師の健康相談や在宅ケアなど、付加価値のあるサービスを提供して顧客を惹きつけることが重要です。

②**業務プロセスの見直しと効率化の追求**：業務の効率化を図ることで、コストを削減し収益を確保することができます。ITツールやシステムの導入、業務プロセスの改善などが考えられます。

③**医師との連携による処方提案やジェネリック医薬品の活用**：ジェネリック医薬品は、ブランド医薬品に比べて価格が低いことが多いです。これを積極的に導入することで、コスト削減や利益確保が図れるかもしれません。

④**多角化の検討**：薬局の業務を医薬品販売だけでなく、健康食品や化粧
　品、OTC医薬品などの販売にも展開することで、収益の多角化を図るこ
　とができます。

　薬価改定による影響を最小限に抑えるためには、戦略的な経営計画の策
定や多様な対策の検討が重要であり、従来の薬局業だけでは生き残りは難
しくなります。自社の強みを改めて確認・見直しをした上で、大きな変革
に備え、経営戦略を策定する必要があります。

　今後の政治・経済・社会・テクノロジー外部環境の流れを踏まえて「**経
済財政運営と改革の基本方針2023**」の医薬品分野における方針では、持
続可能な社会保障制度の構築を重視しています。特に、創薬力を強化し、
革新的な医薬品や医療機器、再生医療製品の開発を促進するためのイノ
ベーションの評価や薬価上の措置が講じられます。全ゲノム解析など情報
基盤の整備や患者への還元を通じた解析結果の利活用にも力を入れ、ス
タートアップへの支援やアジアでの臨床開発の強化などを進めるとされて
います。特に、ドラッグラグ・ドラッグロスの問題に対応するため、創薬力
の強化に焦点を当て、革新的な創薬への企業資源の集中化が奨励されてい
ます。また、後発医薬品への置き換えを進め、長期収載品に依存しない企
業を育成することで、研究開発型のビジネスモデルへの転換を図ります。
薬価制度の見直しやイノベーションの促進を通じて、医療費の効率的な運
営が図られようとしています。さらに、大麻に関する制度の見直しやセルフ
メディケーションの推進、バイオシミラーの使用促進なども含まれ、綿密
な医薬品政策の実現を目指しています。

　その他の課題に関する検討では、医療保険制度下で医薬品の安定供給を
確保し、研究開発型のビジネスモデルへの転換を促進し、創薬力を強化し、
ドラッグラグ・ドラッグロスの解消に向けた薬価上の対応を進める必要が
あるとの意見が挙がりました。以下、具体的な指摘として次の点が示され
ています。

・長期収載品について、現行の後発品への置換率に基づいた薬価上の措置を再評価すべきであるか。
・後発品への置き換えが進んでいない長期収載品について、患者負担の在り方についての議論が必要であり、患者に経済的インセンティブを提供する方策を検討すべきか。
・長期収載品以外の医薬品を含めて、薬剤一般についても軽度の負担を広く求めるべきか。

　これらの提案では、医薬品の供給安定性やイノベーションの促進に向けた医療制度や薬価の見直しに関する検討が奨励されます。また、後発医薬品に関しては安定供給を前提としつつ、後発医薬品への置換率が数量ベースで概ね80％程度である一方、金額ベースでは5割程度にとどまっているため、新たなアプローチで後発医薬品への置き換えを進める必要があるとされています。政策的要素を考慮し、前回の議論を踏まえつつ、特に長期収載品の保険給付の在り方についての見直しを中心に検討を進めることが提案されています。
　このような、今後の薬局を取り巻く外部環境を背景に**新たな薬局の役割**を考える必要があります。

メモ　ドラッグ・ラグとドラッグ・ロス

　ドラッグ・ラグとは、海外で既に使用されている治療薬が日本での承認を受け、使用可能になるまでに発生する時間差を指します。一方で、**ドラッグ・ロス**は、海外で利用されているにもかかわらず、日本での開発が進められず、結果として日本で使用できない状態を表す言葉です。

薬局DXで何が達成されるのか?

薬局や医療業界においてデジタル技術を活用し、行動変容を促すことで、様々な利点や改善が達成されます。医療分野におけるデジタル化の進化が反映すると、患者、薬剤師、医師、そして地域の医療システム全体との連携を促し、医療連携ネットワークのHUB役を担うと共に、超高齢化を迎えるわが国において、医療・介護連携のインフラ構築でより各地域の地政学に応じたサービス・オペレーション開発に大きなメリットをもたらす可能性があります。

◇ 効率的な業務運営

　　薬局DXにより、医療情報や患者データをデジタル化し、電子処方箋やクラウド型の電子薬歴を使用することで、医師が患者の処方箋を電子的に送信でき、薬剤師はすぐにその処方内容を確認できます。手書きの処方箋と比べて、情報の入力作業や入力のエラーが減少し、薬剤師の作業が安全かつ効率的になります。また、薬剤師は薬歴情報にリアルタイムでアクセスできるようになり、効率的に患者の処方応需・服薬指導・投薬を遂行できます。これにより、待ち時間の短縮や調剤業務上の効率化と、ヒューマンエラーによる過誤の削減が達成されます。

◇ 患者の治療生活における QOL 向上

　　薬局DXにより、患者にも治療活動における体験に多くのメリットをもたらします。まず、患者はオンラインで処方箋を提出し、慢性期疾患の患者であれば、薬をリフィルにする機会を提供され、これにより処方箋の取り扱いにおいて利便性が飛躍的に向上します。さらに、電子処方箋と予約システムの導入・連動・活用することにより、待ち時間が最小限に削減され、治療活動における無駄や不満要素を省くことができ、より治療継続・離脱防止につながります。

　　昨今では、医療の個別化が求められる風潮も高まっており、個別化されたアドバイスを提供することも、薬局DXの一環と考えられています。リアルワールドデータを活用して医師から疾患の情報を基に診断・処方し、連携することで、薬剤師から最適な医薬品の使用方法に関する、エビデンスに基づいた、個別化されたアドバイスを提供する薬局のサービスを求められるようになります。

さらに、患者は自身の電子カルテ・治療活動における（PHRも含む）情報にアクセスできるようになり、診療履歴や検査結果を確認し、健康状態を把握できるようになると考えられています。薬局DXは薬物療法の安全性を向上させ、患者に薬物相互作用に関する警告を通知する機能も担っています。一部の薬局DXは遠隔での服薬指導を提供し、患者は医師や薬剤師とビデオ通話などを通じて不便や不安を解決することができます。

　最後に、薬局DXは医師と薬剤師との連携を強化し、患者は従来の対面サービスに加えオンラインで薬剤師のサービスを受けることができ、ライフスタイルに応じた必要な情報やサポートを受けることができます。これらの要素が薬局DXとしてサービスの提供を受ける患者メリットの一部であり、患者はより便利で効果的な医療サービスの恩恵を受けることができます。

🔑POINT

　DXが推進されるにつれて、薬局薬剤師に求められる役割は、対人業務にフォーカスする方向へと変化していきます（**巻末資料4〜7参照**）。

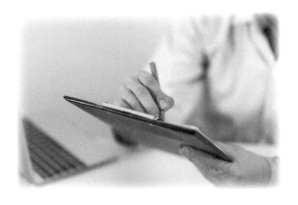

◈ 医療データの分析と予測

医療データ分析は、医療部門のデータを収集し、分析するプロセスであり、得られた洞察を用いて意思決定を促進することを目的としています。臨床データから患者の行動、医療費、医薬品のデータまでを対象とし、マイクロレベルとマクロレベルの両方で利用可能です。これにより業務の改善、患者ケアの向上、総合的な費用の低減に対処することが可能です。医療データ分析は種類によって異なり、下表に示す4つの主要な分析があります。

　医療機関ではデータ分析が組織全体に及ぼす影響が大きく、様々な部門からデータを収集し、中央のデータリポジトリを作成します。これにより、医療従事者は総合的な治療アプローチを適用し、患者に対して良質なサービスを提供することができます。医療機関がデータ分析を導入することで、競争力の維持、サービス品質の向上、効率の改善が可能となります。データ分析技術の進歩により、医療機関は高度に構造化されたデータを利用して、疾患に対して個別化された治療を提供することが可能になります。

4つの主要な分析

記述的分析	過去のデータを使用してパターンを明らかにし、過去の出来事や概念に関する質問に答えます。
予測的分析	現在と過去のデータを使用して将来の予測を行い、将来の可能性に関する質問に答えます。
指示的分析	機械学習を活用し、最適な行動方針を特定するための分析で、将来の予測に役立ちます。
診断的分析	特定のイベントが発生した原因を探り、症状に基づいて患者の健康問題を診断するのに使用されます。

メモ　データリポジトリ

「リポジトリ」という用語は、もともと英語で「貯蔵庫」や「倉庫」といった意味を持ちます。この言葉は、時間が経つにつれて「様々なデータを収納し、管理する場所」という意味合いでも用いられるようになりました。具体的に**データリポジトリ**は、研究に関するデータを格納し、それをインターネットを通じて公開する施設やサービスを指します。

◆ 医療機関のセキュリティとプライバシー保護などの安全性向上への取り組み

　薬局DXはデータセキュリティとプライバシー保護にも焦点を当てています。近年、医療機関がサイバー攻撃の標的となる事例が増加し、被害を受けた医療機関は通常の診療を停止せざるを得ず、これが病院の運営および経営に深刻な損害をもたらしています。

　厚生労働省の最新の調査によれば、多くの医療機関が本格的なサイバーセキュリティ対策にまだ着手していない実態が浮き彫りになっています。半数以上の医療機関では関連事業者を含めたネットワークの脆弱性対策や安全性の高い**オフラインバックアップ**が不足しており、また7割以上の医療機関ではサイバー攻撃に対する**事業継続計画（BCP*）**が策定されていないと報告されています。サイバー攻撃はあらゆる医療機関において発生する可能性があり、それに対する対策の不備は急務です。この状況を踏まえ、医療機関は迅速で効果的なサイバーセキュリティ対策を講じる必要があります。ネットワークの脆弱性を定期的に評価し、適切なバックアップ戦略を確立すると共に、サイバー攻撃に備えた事業継続計画を策定・実施することが求められます。これにより、医療機関はサイバー攻撃からのリスクを最小限にし、患者への安定的で安全な医療提供を確保することが可能となります。

●（1）セキュリティインシデント発生時の組織内と外部関係機関の連絡体制

　薬局の開設者は、情報セキュリティインシデントに備えて組織内外の連絡体制を整備するよう指示されています。システム管理責任者はサイバーインシデント発生時の緊急連絡網を示す連絡体制図を作成し、薬局内外の連絡先や有識者の情報を含むようにしています。この連絡体制は、被害拡大を防ぎ初動対応支援を迅速に行うために重要です。連絡体制図の存在は立入検査時に確認されます。

＊**BCP**　Business Continuity Plan の略。

● （2）調剤継続に必要な情報の検討とバックアップの確認

システム管理責任者は、医療情報システムの稼働損失に備え、適切なバックアップを確保し、その復旧手順を整備・確認しています。バックアップは不正ソフトウェアの影響を防ぐために複数の方式で管理され、復旧手順は例えばBCPに組み込まれています。これにより、医療情報システムの速やかな復旧が可能となり、調剤継続が確保されます。

● （3）サイバー攻撃を想定した事業継続計画（BCP）の策定

薬局の開設者はシステム管理責任者と連携し、非常時の業務継続判断基準や業務選定の意思決定プロセスを考慮してサイバー攻撃を想定したBCPを策定します。BCPの整備により、サイバー攻撃によっても薬局の重要業務が中断されず、もしくは短期間で再開できる体制が整います。これは薬局が安定した運用を継続し、患者への適切な医療提供を確保するために不可欠です。

◇ 在庫管理と調剤の最適化

薬局DXは、医薬品の在庫管理を改善し、調剤プロセスを効率化するのに役立ちます。需要の予測や自動発注システムの導入により、適切な在庫量を維持し、患者に必要な薬剤を迅速に提供できるようになります。

メモ　CSIRT と CISO

CSIRT＊はコンピュータセキュリティに関するインシデントに対応する組織。CISO＊は最高情報セキュリティ責任者。

＊**CSIRT**　Computer Security Incident Response Team の略。
＊**CISO**　Chief Information Security Officer の略。

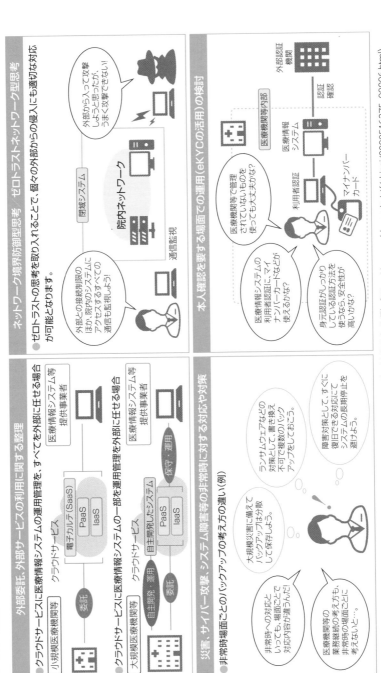

医療情報システムの安全管理に関するガイドライン第6.0版の主な改定ポイント

外部委託、外部サービスの利用に関する整理

●クラウドサービスに医療情報システムの運用管理を、すべてを外部に任せる場合

小規模医療機関等 → 委託 → クラウドサービス（電子カルテ（SaaS）／PaaS／IaaS）← 医療情報システム提供事業者

●クラウドサービスに医療情報システムの一部を運用管理を外部に任せる場合

大規模医療機関等 → 自主開発 → クラウドサービス（自主開発したシステム／PaaS／IaaS）／運用・保守 ← 医療情報システム提供事業者

ネットワーク境界防御型思考、ゼロトラストネットワーク型思考

●ゼロトラストの思考を取り入れることで、個々の外部からの侵入にも適切な対応が可能となります。

外部との接続制限の他、院内のシステムにアクセスするすべての通信も監視しよう！

通信監視　院内ネットワーク　閉域システム

外部から入って攻撃しようと思ったが、うまく攻撃できない!!

災害、サイバー攻撃、システム障害等の非常時に対する対応や対策

●非常時場面ごとのバックアップの考え方の違い（例）

非常時への対応といっても、場面ごとに対応内容が違うんだ！

医療機関等の業務継続の考え方も、非常時の場面ごとに考えないと…

大規模災害に備えてバックアップは分散して保存しておこう。

ランサムウェアなどの対策として、書き換え不可で複数のバックアップをしておこう。

障害対策として、すぐに復旧できる対応でシステムの長時間停止を避けよう。

本人確認を要する場面での運用（eKYCの活用）の検討

医療機関等で管理されていないものを使ってても大丈夫か？

医療情報システムの利用者認証に、マイナンバーカードなどが使えるか？

身元認証がしっかりしている認証方法を使うなら、安全性が高いのか？

利用者認証　医療機関等内部　マイナンバーカード　医療情報システム　外部認証機関　認証　確認

出典：厚生労働省「医療情報システムの安全管理に関するガイドライン　第6.0版（令和5年5月）」（https://www.mhlw.go.jp/stf/shingi/0000516275_00006.html）

50

05

対物業務の最適化により、対人業務の充実化

対物業務の最適化を進めることは、薬局において効率性や精度の向上をもたらします。これにより、薬剤師やスタッフはより多くの時間を患者または、患者の治療生活のQOL向上、医師を含む多職種連携と対人業務に注力できるようになります。その重要性・結果が超高齢化社会の医療を支えるインフラ機能の一役を担うことに繋がると考えられます。

◇ 患者ケアの強化

薬局DXより患者ケアは一段と強化されています。自動化された業務は薬剤師による専門的なサポートを可能にし、コミュニケーションの質を向上させることにより、患者との信頼関係を深めます。薬物療法の管理や健康相談に充てる時間が増え、よりパーソナライズされた医療サービスを提供することができます。これにより、患者はより安心感を得て、薬剤師とのコミュニケーションが深まります。デジタル技術の導入が患者ケアの質とアクセス性を向上させ、健康管理における新しい局面を切り拓くことに繋がります。

◇ 薬剤の適正使用の確認

薬剤の適正使用は、デジタルテクノロジーの登場・活用により今後もますます向上していきます。自動化された情報管理は医薬品の相互作用を正確に確認し、薬剤師が患者に最適な治療計画を医師と協働することで提供することが可能になります。これにより、患者の安全性が向上し、薬物療法の効果が最大限に発揮することが期待できます。デジタルの恩恵により、薬剤師は専門的なサポートを提供し、患者により適切で効果的な医療の提供を支えることが可能となります。

POINT

薬局での業務は、今後、対物業務が最適化され、より対人業務を充実させることが望まれています（**巻末資料6〜7参照**）。

◇ 過誤防止

　本書第5章の「薬局DXの進め方」でも詳細に記述しますが、デジタルテクノロジーの導入により、薬局では過誤の防止が劇的に向上しています。処方箋の正確な電子処理と情報の自動照合により、誤ったお薬の提供を防ぎます。これにより患者の安全が確保され、薬剤師は高度な専門業務に集中でき、医療サービスの品質が向上しています。デジタル化は過誤リスクを極小化し、効果的で確かな医療提供を支えて、薬剤師のポテンシャルを引き出し、職域を広げ、職能を高めていくことに繋がり、臨床現場における積極的介入を促します。

対物業務から対人業務へ

患者中心の業務

薬中心の業務

・処方箋受取・保管
・調製
　（秤量、混合、分割）
・薬袋の作成
・報酬算定
・薬剤監査・交付
・在庫管理

・医薬関係団体・学会などで、専門性を向上するための研修の機会の提供
・医療機関と薬局との間で、患者の同意の下、検査値や疾患名などの患者情報を共有
・医薬品の安全性情報などの最新情報の収集

専門性+コミュニケーション能力の向上

患者中心の業務

・処方内容チェック（重複投薬、飲み合わせ）
・医師への疑義照会
・丁寧な服薬指導
・在宅訪問での薬学管理
・副作用・服薬状況のフィードバック
・処方提案
・残薬解消

薬中心の業務

出典：厚生労働省「患者のための薬局ビジョン概要」より（平成27年）

◇ ビジネスの持続可能性

　薬局DXは薬局ビジネスに革新をもたらし、薬局事業運営において自動化された業務処理やデジタルプラットフォームの導入により、業務の効率性が向上し、従来の手作業が削減されます。これにより、人的ミスが減少し、薬剤師及び薬局スタッフの心理的安全性の確保を促進し、薬剤師は、より専門的な業務に注力できる環境が構築・促進されます。

　患者の治療生活におけるQOL向上。デジタルアプリケーションを通じて患者による処方箋の追跡（今後は電子処方箋化も見据え）や医薬品情報の入手が容易になり、自己管理が促進されます。顧客（患者）満足度の向上はリピートビジネスを生み出し、薬局の収益性の強化につながります。さらに、データ分析を駆使して在庫の最適化や需要予測が可能になり、無駄な在庫を減らすとともに、需要に柔軟に対応できる柔軟性を提供します

　薬局DXはビジネスプロセスの最適化だけでなく、新たな収益源の創出にも寄与します。オンラインでの遠隔治療支援、セルフメディケーションの旗振り役としての、健康相談対応とOTC薬品販売や健康関連商品の提供など、時代に応じた多角的なサービス展開も可能です。

　これらの要素が組み合わさり、薬局は迅速で効果的なサービス提供が可能な現代のビジネスモデルに適応し、長期的かつ持続可能な成功を確立できると考えられます。

メモ　セルフメディケーション

　世界保健機関（WHO）は**セルフメディケーション**を「自分自身の健康に責任を持ち、軽度な身体の不調は自分で手当てすること」と定義しています。処方箋不要で薬局などで手に入る**一般用医薬品（OTC医薬品）**を活用して、病気予防や健康管理を行うことを意味し、自分の健康を自分で守る行為がセルフメディケーションです。

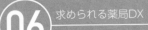

06 流通の状況と薬の供給不足問題

最近、咳止め薬や抗菌剤などの薬不足が問題になっています。2023 年 9 月のデータによると、約 20% の薬が供給限定され、多くがジェネリック医薬品です。この記事では、薬の供給不足と流通状況について解説します。

◇ 不祥事による薬不足の広がり

　最近、咳止め薬や抗菌剤など日常的に使用される薬の不足が問題になっています。2023年9月の製薬団体調査によると、約20%の薬が出荷停止または限定出荷の状態にあり、その多くがジェネリック医薬品です。この問題の背後には、品質不正や法令違反による業務停止処分を受けたメーカーがあり、供給不足の主な原因となっています。治療薬に睡眠導入剤の成分が混入し、健康被害が発生。業界全体に影響が及び、業務停止命令や改善指導が相次ぎ、薬の供給が制限されました。いまだに解消されず、全国的な薬不足が続いています。感染症の流行も薬不足に拍車をかけ、深刻な状況が続いています。

◇ 薬価制度の影響と後発薬メーカーの収益性低下

　政府の政策により**後発薬**の使用が増加した一方で、薬価の引き下げにより後発薬メーカーの利益が減少。後発薬は先発薬の後追いで作られ、薬価が低く設定されるため、メーカーの収益性が低下しています。年々の薬価の引き下げにより、後発薬メーカーは採算が見込めず、増産に慎重になり品質維持が難しくなっています。この現状が海外の大手製薬会社にも影響を与え、新薬の投入が減少し、薬不足を引き起こしています。

POINT

　2024（令和6）年1月の調査においては、限定出版・供給停止が合計26%と報告されています（**巻末資料8参照**）。

◇ 官民で産業構造改善必須

　後発薬メーカーの不正問題が医薬供給不足の一因となった背景には、後発薬の産業構造が一定の効率を度外視し、製造と出荷を優先せざるを得ないという構造があります。これが医療現場において必要な後発薬の安定供給を難しくしています。この問題を解決するには、後発薬の産業構造を改善する必要があります。

　不正問題の防止においては、後発薬業界における風土の醸成が欠かせません。品質を重視する風土を根付かせることが、不正の防止につながります。政府検討会では、後発薬メーカーに対して医薬品製造品質管理基準（GMP）の運用ができる人材の育成や、品質に対する取り組みを可視化できる評価指標の活用などが議論されています。政府の提案に基づいて後発薬メーカーが協力し、医薬品の品質確保に向けた取り組みを強化することが期待されます。

　医薬品の安定供給を確保するためには、政府と後発薬メーカーが一体となって対応することが不可欠です。双方が協力し、品質管理や評価指標の活用などの改善策を実施することで、将来的な医薬供給不足のリスクを低減させることが期待されます。

後発医薬品の安定供給に向けた方向性

品質の確保、安定供給ができる企業が優位となる市場へ

【情報の可視化と評価】
・安定供給体制
・供給状況と医療関係者への情報提供の状況
・緊急時の対応手法
・安定供給への貢献（他社の出荷停止品目の増産対応など）

厚労省による評価方法や評価結果の範囲医方法を検討

◇ 医療 DX の期待と未来の展望

　医療DXが注目されています。患者が自身の医療情報を管理し、データ共有が円滑に行われることで、治療計画の最適化や薬不足リスクの低減が期待されます。医療業界が抱える課題に加えて、高齢者の増加と労働力不足に対処するための対策が必要です。2023年の基本方針では、医療DXを中心に据え、デジタル技術の活用が強調されており、これが将来の医療の在り方を変え、薬不足の解決に寄与するものと期待されています。

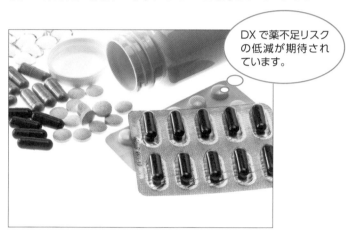

DXで薬不足リスクの低減が期待されています。

◇ 超高齢社会と医療 DX の連動

　超高齢社会における医療・介護の改革が喫緊の課題となっています。2023年の基本方針では、医療DXを中心に据え、デジタル技術の活用が強調されており、これが将来の医療の在り方を変え、薬不足の解決に寄与するものと期待されています。医療DXが普及することで、患者が自らの医療情報を確認し、治療に関する情報共有がスムーズに進むことで、薬不足へのリスクが低減することが期待されます。

07 DXの定義について

本書では、「薬局DX」をテーマに、各々の専門家が知見を持ち合って、執筆を進めてきました。しかしながら、このテーマにあるDXという言葉、筆者自身が日々お会いし、お話する中で、「このDX、どういう意味でしょうか?」と問建てをすることがあります。これが、面白いことにお立場や職種、セクター（領域）によって、まったく見解が違うのです。ここでは、PEST（P：政治・E：経済・S：社会・T：テクノロジー）分析の視点で、各方面の「DXの定義」についての認識の違いをご紹介します。

◇ 政治の視点

多くの場合、政府や公共機関がデジタル技術を導入し、社会全体の効率性やサービスの質を向上させ、市民に対してより効果的なサービスを提供することを指します。

政治視点のDXでは、主な要素として5つの定義が考えられます。

① **デジタルサービスの提供**：政府や公共機関は、デジタル技術を活用して市民に向けて効果的で迅速なサービスを提供することが求められます。例えば、オンラインでの手続きや情報提供、電子政府プラットフォームの整備が含まれます。

② **情報のデジタル化と共有**：政府の部門や機関間での情報のデジタル化と共有が重要です。デジタル技術を用いて異なる部門や機関が情報を共有し、連携して業務を進めることで、市民に対する包括的なサービスが実現されます。

③ **データ駆動の意思決定**：政府はデータ駆動の意思決定を促進するために、ビッグデータや分析ツールを活用します。これにより、政策の効果を測定し、市民のニーズに合わせて政策を調整することが可能になります。

④ **セキュリティとプライバシーの確保**：DXの進展に伴い、セキュリティとプライバシーの確保が重要な問題となります。政府は市民のデータを適切に保護し、透明性を持ったセキュリティ対策を実施する必要があります。

⑤ **デジタルリテラシーの向上**：政府は市民に対してデジタルリテラシーを向上させるプログラムを提供することが求められます。これにより、広く市民がデジタルサービスを利用できるようになります。

政治視点のDXは、政府の効率性向上や市民サービスの向上に焦点を当て、デジタル技術の活用によって社会全体を前進させることを目指します。

◆ 経済の視点

　デジタル技術の導入と活用が経済全体に及ぼす変革や効果に焦点を当てた概念です。経済視点のDXの主な要素として6つの定義があると考えられます。

①**生産性の向上**：経済視点のDXは、生産プロセスや業務のデジタル化により、生産性を向上させることを目指します。効率的なデジタルツールやシステムの導入により、企業や組織は生産性を高め、コストを削減することが期待されます。

②**新たなビジネスモデルの創出**：DXは新たなビジネスモデルを生み出す要素を含んでいます。デジタル技術の進化により、従来のビジネスプロセスや産業構造が変わり、新たなビジネスチャンスや市場が生まれることがあります。

③**グローバルな競争力の向上**：デジタル技術の導入により、企業や国がグローバルな競争力を強化できる可能性があります。効率的なデジタルプロセスや革新的なサービスが、市場での競争優位性を築く要因となります。

④**データ駆動型意思決定**：経済視点のDXでは、ビジネスや政府などがデータ駆動型の意思決定を強化することが重要視されます。デジタル技術によって蓄積された大量のデータを分析し、それに基づいた意思決定が効果的な経済運営に寄与します。

⑤**労働市場の変革**：DXにより労働市場も変化します。一部の職種は自動化やデジタル化によって変わる一方で、新たなスキルが求められる職種も増えるでしょう。これにより、労働市場全体が変革される可能性があります。

⑥**金融テクノロジー（フィンテック）の進化**：経済視点のDXでは、金融分野におけるデジタル技術の進化も重要です。フィンテックの発展により、新たな金融サービスや支払い手段が登場し、経済活動が変化します。

　経済視点のDXは、経済構造の変革や効率向上、新たな成長の機会の創出を通じて、経済全体の持続的な発展を促進することを目指します。

◇ 社会の視点

　デジタル技術の導入が社会全体に及ぼす変革や影響を中心に据えた概念です。社会視点のDXの主な要素として6つの定義が考えられます。

① **包括的な社会変革**：社会視点のDXは、デジタル技術を用いて経済、教育、医療、環境、交通など、あらゆる社会の領域に変革をもたらすことを意味します。これは、たんなる技術の採用ではなく、社会構造や価値観の変化も含みます。

② **デジタルインクルージョン**：社会のあらゆる層や地域において、デジタル技術へのアクセスや活用が平等に行われるようにすることが求められます。デジタルデバイドの解消や、デジタル技術を利用できない人々へのサポートが含まれます。

③ **新たな雇用機会の創出**：DXは一部で既存の雇用を変える一方で、新たな雇用機会を創出する可能性があります。社会視点のDXでは、デジタル技術の導入が労働市場に与える影響を考慮し、スキルの向上や雇用の適応性を促進します。

④ **デジタルエシカルの確保**：DXの進展に伴い、倫理的な側面も重要です。社会視点のDXでは、データの適切な利用、プライバシーの尊重、偏りのないアルゴリズムなど、デジタルエシカルの確保が重視されます。

⑤ **環境への配慮**：デジタル技術の導入が環境に及ぼす影響も考慮されます。社会視点のDXでは、環境への悪影響を最小限に抑え、持続可能性を考慮したデジタルソリューションが求められます。

⑥ **市民参加と透明性**：DXにおいて市民の参加と透明性が重視されます。政策の意思決定過程に市民を巻き込み、デジタル技術の利用に対する理解を深めるための情報の透明性が求められます。

　社会視点のDXは、たんなる技術の革新だけでなく、その影響が社会に及ぼす全体像を考慮し、社会全体の発展を促進することを目指します。

◇ テクノロジーの革新の視点

　テクノロジーの革新の視点でのDX（デジタルトランスフォーメーション）は、新しいテクノロジーの導入と活用を通じて組織や社会が変革され、価値が創造されるプロセスを指します。テクノロジーの革新の視点でのDXの主な要素として7つの定義が考えられます。

①**先端テクノロジーの導入**：デジタルトランスフォーメーションにおいては、最新のテクノロジーが活用されます。人工知能（AI）、機械学習、ブロックチェーン、インターネット・オブ・シングズ（IoT）などの先端技術が、業務プロセスやサービスの改善、革新を促進します。

②**データ駆動型のアプローチ**：テクノロジーの進化によって蓄積された大量のデータが駆使されます。データ駆動型のアプローチでは、ビジネスや意思決定プロセスがデータに基づいて進化し、効率的かつ効果的な意思決定が可能となります。

③**クラウドコンピューティングの活用**：DXではクラウドコンピューティングが積極的に活用されます。クラウドを利用することで、柔軟性や拡張性が向上し、必要なときに必要なだけのリソースを利用できるようになります。

④**顧客体験の向上**：テクノロジーの革新は、顧客体験の向上にも寄与します。デジタルチャネルやAIを駆使して、個別化されたサービスや製品を提供し、顧客とのエンゲージメントを向上させます。

⑤**スマートプロセスとオートメーション**：DXでは、業務プロセスのスマート化と自動化が進みます。例えば、ロボティックプロセスオートメーション（RPA）や自動運転技術などが、効率向上と生産性の向上に寄与します。

⑥**セキュリティとプライバシーの強化**：テクノロジーの革新に伴い、セキュリティとプライバシーの重要性も高まります。DXは、新しいセキュリティ対策やプライバシー保護の仕組みを導入して、信頼性と安全性を確保します。

⑦**産業構造の変革**：テクノロジーの進化は、産業構造にも大きな変革をもたらします。新たなビジネスモデルや産業の枠組みが生まれ、既存の枠組みが変化します。

テクノロジーの革新の視点でのDXは、持続可能な競争力を確保し、新たなビジネス機会を見出すために、組織がテクノロジーを戦略的かつ効果的に活用するプロセスを指します。

各セクターのDXの定義

省庁	DX の定義	出典
内閣府	デジタル技術を浸透させることで人々の生活をより良いものへ変革すること。	内閣府ホームページより https://www5.cao.go.jp/j-j/wp/wp-je21/h02-02.html
経済産業省	企業がビジネス環境の激しい変化に対応し、データとデジタル技術を活用して、顧客や社会のニーズを基に、製品やサービス、ビジネスモデルを変革するとともに、業務そのものや、組織、プロセス、企業文化・風土を変革し、競争上の優位を確立すること。	NTT コミュニケーションズホームページより https://www.ntt.com/business/services/application/smartworkstyle/smartgo-staple/lp/article-cs01
厚生労働省	「Digital Transformation（デジタルトランスフォーメーション）」の略称で、デジタル技術によって、ビジネスや社会、生活の形・スタイルを変える（Transform する）ことである。	厚生労働省：「医療 DX 令和ビジョン 2030」厚生労働省推進チーム第 1 回（令和 4 年 9 月 22 日）資料 1 https://www.mhlw.go.jp/content/12404000/001091100.pdf
総務省	情報技術（IT）により生活の様々な負担が解消され、従来よりも快適になるという社会の変化を指す。	総務省ホームページ https://www.soumu.go.jp/johotsusintokei/whitepaper/ja/h30/html/nd102200.html
デジタル庁	IT の活用を通じて組織を変革しつつ、顧客のニーズを満たすことで競争力を向上させることを指す。	みんなのデジタル社会ホームページ https://media.xid.inc/government-dx/digital.dx/

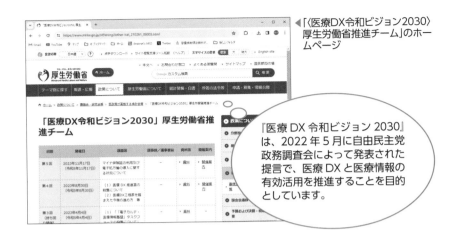

◀「〈医療DX令和ビジョン2030〉
厚生労働省推進チーム」のホー
ムページ

『医療 DX 令和ビジョン 2030』
は、2022 年 5 月に自由民主党
政務調査会によって発表された
提言で、医療 DX と医療情報の
有効活用を推進することを目的
としています。

◆ PEST 分析による DX の定義は細かく分かれている

　以上のPEST (その市場を取り巻く外部環境) 分析からしても、様々な視点からの「DXの定義」に細かく分かれており、目的と目指す成果 (アウトカム) が異なることがわかります。つまり、私たちは「DX」を便利なビッグワードとして都合よく使うのでなく、DXをもって、どのように、何を、誰が、いつ、どこで、なんのために、どうするか (5W1H) で、明確に前提を認めて、相手に示し、行動する必要があると考えています。

　ぜひ、この著書を手に取っていただいた方には、前述したような皆様自身の前提条件を宣言いただき、「わたしのDXの定義とは」を、言語化・明文化することで、よりよいDXの実現に向けて、日々のご活躍の質を向上していただきたいと思います。

メモ　PEST 分析

　PEST分析は、企業が直面する外部環境の影響を理解および予測するためのフレームワークです。この分析では、「政治 (Politics)」「経済 (Economy)」「社会 (Society)」「技術 (Technology)」の4つの要素を詳細に分析し、それらが現在または将来にわたって企業に与える可能性のある影響を把握します。

---

3 薬局DXの現状と事業者

多くの事業者が薬局DXに関わっています。
ここでは、どのような事業者がどのようなサービスを展開しているか
を確認してみましょう。

淺沼　晋

政府方針の現状

日本政府は近年、医療DXの推進に本腰を入れています。内閣府では医療DX推進本部を設置し、医療分野全体のDXの推進を目指しています。また、オンライン資格確認の原則義務化や電子処方箋もスタートしました。ここでは、政府が進める医療DXについて見ていきます。

◇ 医療DX推進本部

　内閣官房は令和4年10月11日の閣議決定で、内閣に**医療DX推進本部**を設置しました（➡ p.24参照）。

> 　医療分野でのDX（デジタルトランスフォーメーション）を通じたサービスの効率化・質の向上を実現することにより、国民の保健医療の向上を図るとともに、最適な医療を実現するための基盤整備を推進するため、関連する施策の進捗状況等を共有・検証すること等を目的として、内閣に、医療DX推進本部（以下「本部」という。）を設置する。

出典：内閣官房「医療DX推進本部の設置について」より：(https://www.cas.go.jp/jp/seisaku/iryou_dx_suishin/pdf/siryou1.pdf)

　医療DX推進本部が具体的に推進すべき施策として、以下の3つのことを挙げています。それぞれの施策の現状について見ていきましょう。

> (1)「全国医療情報プラットフォームの創設」
> 　オンライン資格確認等システムのネットワークを拡充し、レセプト・特定健診等情報に加え、予防接種、電子処方箋情報、自治体検診情報、電子カルテ等の医療（介護を含む）全般にわたる情報について共有・交換できる全国的なプラットフォームを創設。

(2)「電子カルテ情報の標準化等」

医療情報の共有や交換を行うに当たり、情報の質の担保や利便性・正確性の向上の観点から、その形式等を統一。その他、標準型電子カルテの検討や、電子カルテデータを、治療の最適化やAI等の新しい医療技術の開発、創薬のために有効活用することが含まれる。

(3)「診療報酬改定DX」

デジタル人材の有効活用やシステム費用の低減等の観点から、デジタル技術を利活用して、診療報酬やその改定に関する作業を大幅に効率化。これにより、医療保険制度全体の運営コスト削減につなげることを目指す。

※医療情報の利活用に係る法制上の措置等を講ずることとしている点についてもフォローアップを行う。

出典：内閣官房：「医療DX推進本部第1回」資料より（https://www.cas.go.jp/jp/seisaku/iryou_dx_suishin/pdf/siryou3.pdf）

▼医療DX推進本部のホームページ

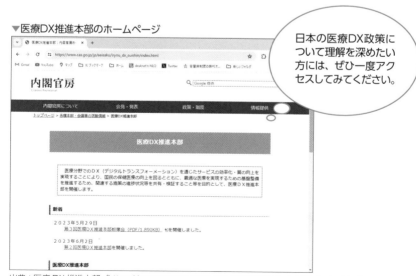

> 日本の医療DX政策について理解を深めたい方には、ぜひ一度アクセスしてみてください。

出典：医療DX推進本部（https://www.cas.go.jp/jp/seisaku/iryou_dx_suishin/index.html）

◇ (1) 「全国医療情報プラットフォームの創設」

　政府は、オンライン資格確認システムのネットワークを拡充し、レセプト・特定健診情報に加えて、予防接種、電子処方箋情報、電子カルテ等の医療機関が発生源となる医療情報 (介護含む) について、クラウド間連携を実現し、自治体や介護事業者等を含め、必要な情報を共有・交換できる全国的なプラットフォームの構築を目指しています。このプラットフォームにより、マイナンバーカードで受診した患者は、本人同意のもとで、患者自身の健康・医療情報を医師や薬剤師と共有することができ、よりよい医療につなげると共に、国民自らの予防・健康づくりを促進できます。また、次の感染症危機において、必要な情報を迅速かつ確実に取得できる仕組みとしての活用も見込まれます。

　2021 (令和3) 年10月からオンライン資格確認が本格スタートし、2023 (令和5) 年4月から原則義務化されました。また、2023 (令和5) 年1月から電子処方箋の運用もスタートしました。今後は、予防接種や自治体健診、電子カルテの医療全般の情報の共有について運用が予定されています。現状、薬局での運用が進んでいるオンライン資格確認と電子処方箋について内容を確認していきましょう。

● オンライン資格確認

　オンライン資格確認のシステムは、すでにほとんどの保険医療機関、保険薬局で導入を済ませていることと思いますが、内容と享受できるメリットについて改めて確認していきたいと思います。

　オンライン資格確認とは、マイナンバーカードのICチップまたは健康保険証の記号番号などにより、オンラインで資格情報の確認ができるものです。オンライン資格確認システムの導入により、保険医療機関や保険薬局の窓口で、患者の加入している医療保険や自己負担限度額などが確認できるようになります。また、マイナンバーカードを利用した本人確認を行うことにより、保険医療機関や保険薬局において特定健診や診療、処方された薬剤の情報などを閲覧できるようになります。

オンライン資格確認

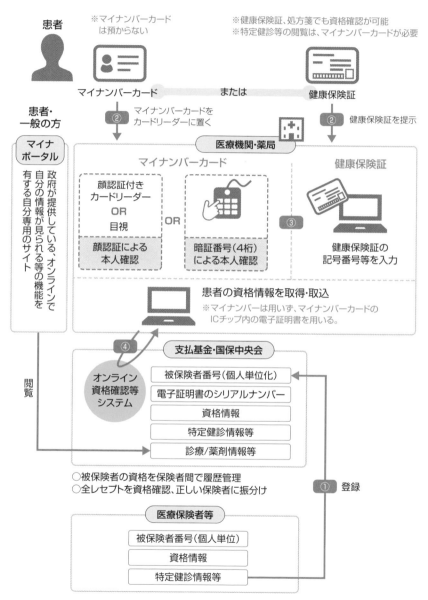

患者

※マイナンバーカード
は預からない

※健康保険証、処方箋でも資格確認が可能
※特定健診等の閲覧は、マイナンバーカードが必要

マイナンバーカード　　または　　健康保険証

患者・
一般の方

マイナンバーカードを
カードリーダーに置く

② 健康保険証を提示

マイナ
ポータル

政府が提供している、オンラインで自分の情報が見られる等の機能を有する自分専用のサイト

医療機関・薬局

マイナンバーカード

健康保険証

顔認証付き
カードリーダー
OR
目視

OR

暗証番号(4桁)
による本人確認

健康保険証の
記号番号等を入力

顔認証による
本人確認

③

患者の資格情報を取得・取込

※マイナンバーは用いず、マイナンバーカードの
ICチップ内の電子証明書を用いる。

④

オンライン
資格確認等
システム

支払基金・国保中央会

被保険者番号(個人単位化)

電子証明書のシリアルナンバー

資格情報

特定健診情報等

診療/薬剤情報等

閲覧

○被保険者の資格を保険者間で履歴管理
○全レセプトを資格確認、正しい保険者に振分け

① 登録

医療保険者等

被保険者番号(個人単位)

資格情報

特定健診情報等

出典：厚生労働省：オンライン資格確認雄導入で事務コストの削減とより良い医療の提供を〜データヘルスの
　　　基盤として〜【医療機関・薬局の方々へ】(令和5年4月) より

オンライン資格確認を導入することによるメリットとしては、下記のようなものがあります。

・受付の際に患者の保険資格がその場で確認できるようになるため、資格過誤によるレセプト返戻を減らすことができる
・マイナンバーカードを利用することで、最新の保険資格を自動的にレセコンに取り込むことができる
・来局前に予約されている患者の保険資格が有効か、一括照会をすることができる
・患者から同意を得れば、患者の限度額適用認定証などの情報を取得することができる
・患者の診療・薬剤情報、特定健診等情報を閲覧することができる
  (診療・薬剤情報はレセプト情報を元にした 3 年分、特定健診等情報は医療保険者等が登録した 5 年分の情報が参照可能)

・災害時の特別措置として、マイナンバーカードによる本人確認ができなくても、診療・薬剤情報、特定健診等情報を閲覧することができる
・マイナンバーカードを診察券としても利用できる
・患者が服用中の薬剤を一元的に把握できるため、重複投薬等の解消につなげることができる
・マイナポータルを介して、レセプト情報に基づいた薬剤情報を一括で電子版お薬手帳に取り込むことができるようになる

● 電子処方箋

電子処方箋は、2023 (令和5) 年1月から運用が開始されました。電子的に処方箋の運用を行う仕組みで、複数の保険医療機関や保険薬局で直近に処方・調剤された情報の参照、それらを活用した重複投薬などのチェックなどを行うことができます (➡p.18、107参照)。

保険薬局では、処方箋内容をレセコンに入力する作業や紙処方箋の保管が不要になるなどのメリットがあります。また、処方箋のやり取りがシステムの中で行われるため、医師と薬剤師の情報共有の手段が増え、より円滑なコミュニケーションが期待できます。

電子処方箋のメリット

質の高い医療サービスの提供	患者が過去に利用した全国の医療機関と薬局における薬剤情報が参照できるため、質の高い医療サービスの提供が期待できる。
情報共有による重複投薬防止と適切な薬学管理	複数の医療機関と薬局の間での情報共有が進むことで、より実効性のある重複投薬防止と適切な薬学的管理が可能になる。
患者利便性の向上	患者が薬局に到着する前に受付・調剤が可能となるため、患者の待ち時間の短縮が期待できる。
患者が自身の薬剤情報を一元管理	患者が自身の服薬履歴などの薬剤情報を一元管理することができる。
保管スペースとコストの削減	紙の処方箋では必要となる保管スペースや用紙代、印刷代などのコストを削減することができる。
オンライン診療・オンライン服薬指導との相性がよい	患者を介さずに医療機関から薬局に処方箋原本がデータとして届くため、オンライン診療やオンライン服薬指導との相性がよい。

コラム マイナンバー保険証の可能性

　マイナンバー保険証は、日本の医療システムの効率化と患者利便性を向上させる可能性を秘めています。マイナンバー保険証を利用することで、患者は自身の医療情報を一元管理することができ、医療機関や薬局では医療情報の共有が容易になります。しかし、マイナンバー保険証の本格的な普及には多くの課題が存在しています。マイナンバーカード自体の交付率の頭打ちや、プライバシーにかかわる情報が集約されることへの不安などにより、利用率は伸び悩んでいます。また、プライバシーを保護する観点から情報セキュリティについての対策が重要であり、医療従事者の個人情報保護や情報セキュリティ、IT に関するリテラシーの向上も必要不可欠です。

　マイナンバー保険証は、薬局 DX を実現するための重要な要素であることは間違いありません。これらの課題を克服することで、より効率的で患者中心の医療システムを実現し、日本の医療の質を高めてくれることに期待しましょう。

◇ (2) 「電子カルテ情報の標準化等」

　現状の**電子カルテ**は、ベンダーごとに異なる情報の出入力方式が採用されており、異なるベンダーの電子カルテを導入している医療機関の間では、情報共有が困難です。電子カルテ情報を標準化することにより、異なるベンダーの電子カルテ間でも連携が容易になる、医療機関内や他の医療機関との連携がスムーズになるなどのメリットがあります。

　標準型電子カルテについては、2023年度には必要な要件定義などに関する調査研究を行い、2024年度中には開発の着手を目指しています。また、遅くとも2030年には、概ねすべての医療機関において、必要な患者の医療情報を共有するための電子カルテの導入を目指しています。

コラム　デジタル技術×薬剤師の専門性

　薬局DXが進展すれば、従来の薬局が提供してきたサービスはさらに進化し、新しい価値を提供できるようになります。実際に、オンライン診療やオンライン服薬指導が普及したことで、自宅に居ながらでも医療サービスを利用できるようになってきました。これにより、医療を受けることが難しい、在宅療養中の高齢者や忙しいビジネスパーソンでも簡便な医療アクセスが実現しました。

　一方で、薬の専門知識を持つ薬剤師によるカウンセリングも重要です。いくらデジタル技術が進化しても、人間による専門的なアドバイスや人間味あふれるサービスには置き換えられません。患者との信頼関係を築くために、薬剤師によるカウンセリングは必要不可欠なものでしょう。今後はデジタル技術と薬剤師の専門性の組み合わせにより、患者に価値を提供することが重要になります。社会全体の健康増進にも寄与していくことでしょう。

◇ (3) 「診療報酬改定DX」

　診療報酬改定DXでは、診療報酬やその改定に関する作業を大幅に効率化し、SE人材の有効活用やシステム費用の低廉化を目指しています。そのために、以下の取り組みを進めています（➡p.28参照）。

・**共通算定モジュールの開発・運用**
　共通算定モジュールにより、診療報酬の算定と患者負担金の計算を実施します。また、次の感染症危機などに備えて、情報収集できる仕組みも検討します。

・**共通算定マスタ・コードの整備と電子点数表の改善**
　基本マスタを充足化して共通算定マスタ・コードを整備し、地方単独事業の公費マスタの作成と運用ルールを整備します。

・**標準様式のアプリ化とデータ連携**
　医療機関で作成する診療計画書や同意書などの各種帳票の標準化様式をアプリなどで提供します。また、施設基準届出などの電子申請をシステム改修によりさらに推進します。

・**診療報酬改定施行時期の後ろ倒し**
　現状では2024年4月施行となっている診療報酬改定の施行日を後ろ倒しし、システム改修による業務負荷やコストを低減します。

メモ　共通算定モジュール

　診療報酬の計算や改定作業を効率化し、医療機関やシステム提供者（ベンダー）の負担を軽減する目的で開発された、診療報酬の算出や患者が支払う窓口負担金の計算を行う電子計算プログラムです。

薬機法の状況

オンライン服薬指導の規制緩和が進むなど、薬機法も薬局DXを推し進めるかのように改正されてきています。ここでは、オンライン服薬指導に焦点をあてて薬機法の現状について見ていきましょう。

◇ オンライン服薬指導の規制緩和

オンライン服薬指導については、2016（平成28）年9月より国家戦略特区の離島・僻地において、薬剤交付時のテレビ電話装置等を用いた遠隔服薬指導の実証事業がスタートしました。その後、2019（令和元）年に国家戦略特区の都市部における**遠隔服薬指導**がスタートし、令和元年12月の**薬機法**改正（令和2年9月施行）により、一定条件のもと、**オンライン服薬指導**を行うことが可能になりました。

さらに、2020年初頭から全世界で猛威をふるった新型コロナウイルス感染症の拡大に対応するため、「新型コロナウイルス感染症の拡大に際しての電話や情報通信機器を用いた診療等の時限的・特例的な取扱いについて」（0410事務連絡）が発出され、初診も含めて電話やオンラインによる診療・服薬指導を行うことが可能となりました。そして、2022（令和4）年3月31日に公布・施行された**改正薬機法**により、「薬剤師の責任・判断により初回からオンライン服薬指導を実施可能」「オンライン診療・訪問診療において交付された処方箋以外のすべての処方箋においてもオンライン服薬指導を実施可能」などといった、規制緩和が進みました。

▼薬機法　第9条の4

薬局開設者は、医師又は歯科医師から交付された処方箋により調剤された薬剤の適正な使用のため、当該薬剤を販売し、又は授与する場合には、厚生労働省令で定めるところにより、その薬局において薬剤の販売又は授与に従事する薬剤師に、対面（映像及び音声の送受信により相手の状態を相互に認識しながら通話をすることが可能な方法その他の方法により薬剤の適正な使用を確保することが可能であると認められる方法として厚生労働省令で定めるものを含む。）により、厚生

労働省令で定める事項を記載した書面（当該事項が電磁的記録（電子的方式、磁気的方式その他人の知覚によつては認識することができない方式で作られる記録であつて、電子計算機による情報処理の用に供されるものをいう。以下第三十六条の十までにおいて同じ。）に記録されているときは、当該電磁的記録に記録された事項を厚生労働省令で定める方法により表示したものを含む。）を用いて必要な情報を提供させ、及び必要な薬学的知見に基づく指導を行わせなければならない。

　従来のオンライン服薬指導、**0410対応**＊、現在のオンライン服薬指導の違いは次ページの表のとおりです。

コラム　VRが実現する新次元の健康相談

　薬局は医薬品の提供だけでなく、健康相談の場でもあります。近年、薬局でも様々なデジタル技術が活用されていますが、**VR（仮想現実）**技術の進展によって、「新たな次元の健康相談」が実現するかもしれません。例えば、「患者が専用のVRゴーグルを使用して、自宅から薬剤師と対面のようなリアルな服薬指導を受ける」なんて未来です。これは、特に吸入薬のような特殊な手技が必要な薬剤で有用でしょう。また、生活習慣の見直しや健康管理のアドバイス、患者教育にも利用できるかもしれません。薬剤師によるアドバイスや教育プログラムをVRで提供すれば、患者が医療情報の理解を深めるのに役立ちます。こうした薬局でのVR技術の活用は、薬局が健康促進の拠点である「かかりつけ薬局」としての役割を果たし、薬剤師と患者の信頼関係の強化、さらには治療効果の向上にもつながると期待しています。

＊**0410対応**　2023（令和5）年7月末に終了

従来のオンライン服薬指導、0410対応、現在のオンライン服薬指導の比較

	オンライン診療（従来）	0410 対応	オンライン診療（現在）
実施方法	初回は対面（オンライン服薬指導不可）。	初回でも、薬剤師の判断により、電話・オンライン服薬指導の実施が可能。※1	初回でも、薬剤師の判断と責任に基づき、オンライン服薬指導の実施が可能。※2
通信方法	映像及び音声による対応（音声のみは不可）。	電話（音声のみ）でも可。	映像及び音声による対応（音声のみは不可）。
薬剤師	原則として同一の薬剤師がオンライン服薬指導を実施。※3	かかりつけ薬剤師・薬局や、患者の居住地にある薬局により行われることが望ましい。	かかりつけ薬剤師・薬局により行われることが望ましい。
診療の形態	オンライン診療または訪問診療を行った際に交付した処方箋。※介護施設等に居住する患者に対しては実施不可。	どの診療の処方箋でも可能(オンライン診療または訪問診療を行った際に交付した処方箋に限られない)。	どの診療の処方箋でも可能(オンライン診療または訪問診療を行った際に交付した処方箋に限られない)。
薬剤の種類	これまで処方されていた薬剤またはこれに準じる薬剤（後発品への切り替え等を含む）。	原則として全ての薬剤（手技が必要な薬剤については、薬剤師が適切と判断した場合に限る）。	原則として全ての薬剤（手技が必要な薬剤については、薬剤師が適切と判断した場合に限る）。
服薬指導計画	服薬指導計画を策定した上で実施。	特に規定なし。	服薬指導計画と題する書面の作成は求めず、服薬に関する必要最低限の情報等を明らかにする。
セキュリティ等の留意事項	服薬指導計画に、セキュリティリスクに関する責任の範囲及びそのとぎれがないこと等の明示。	初診時の要件遵守の確認（麻薬や向精神薬の処方は行わない等）。※4	・オンライン服薬指導実施にあたり、患者に対して、情報の漏洩等に関する責任の所在を明確にする。・対面と同様に、初診時の要件遵守の確認（麻薬や向精神薬の処方は行わない等）。
実施場所	・患者：プライバシー配慮。清潔かつ安全。・薬剤師：その調剤を行った薬局内の場所とすること。この場合において、当該場所は、対面による服薬指導が行われる場合と同程度にプライバシーに配慮すること。	特に規定なし（薬剤師：その調剤を行った薬局内の場所とすること）。	・患者：プライバシー配慮。ただし、患者の同意があればその限りではない。・薬剤師：患者の求めがある場合または患者の異議がない場合には、薬局以外の場所でも可能である。(当該場所は、調剤を行う薬剤師と連絡をとることが可能な場所で、対面による服薬指導が行われる場合と同程度に患者のプライバシーに配慮がなされていること)

※1 薬剤師が判断する上で必要な情報等について例示
※2 薬剤師が責任を持って判断する上で必要な情報等について例示
※3 やむを得ない場合に当該患者に対面服薬指導を実施したことのある当該薬局の薬剤師が当該薬剤師と連携して行うことは可
※4 別途事務連絡で提示

出典：厚生労働省：オンライン服薬指導について　第2回薬局薬剤師の業務及び薬局の機能に関するワーキンググループ資料3-1（令和4年3月10日）　一部改変

◇ 薬局薬剤師テレワークの実現

　オンライン服薬指導の規制緩和に加え、2022 (令和4) 年9月の薬機法改正により、薬局薬剤師が自宅などで服薬指導を行うことが可能となりました。まさに、薬局薬剤師の**テレワーク**が実現したことになります。

▼薬機法施行規則　第15条の13

> 　薬局開設者は、法第9条の4第1項の規定による情報の提供及び指導を、次に掲げる方法により、その薬局において薬剤の販売又は授与に従事する薬剤師に行わせなければならない。
> 一　当該薬局内において薬局等構造設備規則第一条第一項第十三号に規定する情報を提供し、及び指導を行うための設備がある場所、居宅等において調剤の業務を行う場合若しくは薬剤師法第二十二条ただし書に規定する特別の事情がある場合におけるその調剤の業務を行う場所又は次項第一号に規定する**オンライン服薬指導を行う場合における当該薬局において調剤に従事する薬剤師と相互に連絡をとることができる場所**において行わせること。

　自宅等においてオンライン服薬指導を行う場合には、患者のプライバシー確保などの観点から下記のことを遵守する必要があります。

・患者の求めがある場合または患者の異議がない場合に、薬局以外の場所でも服薬指導が可能である
・調剤を行う薬剤師と連絡をとることが可能な場所で、対面による服薬指導が行われる場合と同程度に患者のプライバシーに配慮がなされている
・オンライン服薬指導を開始した後に患者から対面での服薬指導への移行の求めがあった場合、オンライン服薬指導を行った薬剤師又は他の薬剤師によって対応可能である
・騒音により音声が聞き取れないなどの事情がある場所では行わない

・患者の情報を適切に保護する観点から、オンライン服薬指導を行う薬局に所属する者以外の第三者が容易に立ち入ることができない空間や、当該情報を第三者に認知されない措置が講じられている場所で行う
・薬局以外の場所でオンライン服薬指導を行う薬剤師は、調剤が行われる薬局に所属し、労務を提供している薬剤師とする
・薬局開設者は、所属する薬剤師に薬局以外の場所からオンライン服薬指導を行わせる場合は、服薬指導に必要な対象患者の調剤録の内容の共有を可能にするなど、必要な措置を講じる

コラム 薬剤師とAI

　近年、AI（人工知能）が進化し、医療分野での活用も模索されています。今後、薬剤師の働き方も変わっていくでしょう。まず、AI導入によるメリットとして、膨大な医学データの処理能力が挙げられます。薬剤師は、患者の薬歴・お薬手帳や処方箋の情報から服薬指導内容を判断しますが、将来、AIが情報をもとに最適な提案をするようになるでしょう。また、医学の進展は非常に速く、最新情報を学び続けるのは薬剤師にとって大きな負担です。しかし、AIはリアルタイムで医学情報を学習し続け、最新かつ適切な情報を薬剤師に提供できるようになるでしょう。

　このようなメリットの一方で、「AIによって仕事がなくなるのでは？」と心配する薬剤師もいるかもしれません。結論をいえば、薬剤師業務のすべてがAIに置き換わることはありません（**巻末資料9参照**）。その理由に、人間的なコミュニケーションがあります。患者との信頼関係を構築し、複雑な病状を理解し、患者の個々のニーズに適応する…こうした複雑なコミュニケーションは、まだまだAIには難しい領域です。薬剤師は、患者の個々のニーズに応じた服薬指導に人間の温かみを加えることができます。薬剤師がAIと連携することで、さらに効率的で安全な医療の提供、ひいては患者の健康向上にも寄与するようになるでしょう。

薬局DXをサポートする事業者とサービス

薬局 DX を推進するためには、薬局内で使用する業務ツールのデジタル化や患者からのアクセスツールのデジタル化が重要です。ここでは、薬局 DX をサポートする事業者と、事業者が提供するサービスについて見ていきましょう。

◈ 電子薬歴システム

薬歴は、紙のものと電子化されたものがあり、現在では**電子薬歴システム**が主流となっています。薬局で導入されている電子薬歴システムには、**クラウド型**と**オンプレミス型**があり、日々進化を遂げています。

クラウド型は、薬局で利用している端末から別の場所にあるサーバーに、ネットワークを介してアクセスする運用形態です。近年、多くのクラウド型電子薬歴システムを提供する企業が登場し、タブレット端末との相性もよく、在宅業務への利用価値が高いことから導入する薬局も増えてきています。クラウドの語源は、ネットワーク図を作成する際に「雲」の絵で表現したからなど、諸説あります。

オンプレミス型は、薬局内にサーバーや通信回線、ネットワーク機器などを保有して薬局内にシステムを構築し、運用する形態です。クラウド型が登場する以前は、このオンプレミス型が主流で、現在も多くの薬局がオンプレミス型の電子薬歴を導入しているかと思います。オンプレミスとは、「構内」や「建物」を意味する「premise」に「on」を付けた言葉です。

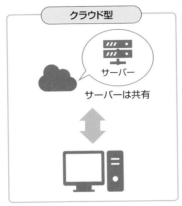
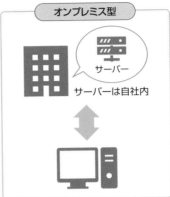

（著者作成）

　クラウド型電子薬歴とオンプレミス型電子薬歴の主なメリット・デメリットを比較したのが下表です。

クラウド型電子薬歴とオンプレミス型電子薬歴の比較

	クラウド型	オンプレミス型
メリット	・クラウド上にデータがあるため災害時などにデータが破損しない。 ・在宅業務で患者宅などからも利用可能。 ・タブレット端末でも利用可能。	・データは薬局内で管理するためセキュリティ強化しやすい。 ・オフラインでも利用可能。
デメリット	・サーバー管理費などで月額費用が高くなりやすい。 ・セキュリティ対策はベンダー次第のところがある。 ・通信環境の不具合によって利用できなくなる。	・サーバーなどを設置するため初期費用が高くなりやすい。 ・サーバーを置くための場所の確保が必要。 ・薬局内にサーバーがあるため災害時にデータが破損する恐れがある。 ・定期的にサーバーなどの更新作業が必要。

◇ クラウド型電子薬歴

　クラウド型電子薬歴のメリットの1つでもある在宅業務との相性のよさから、今後さらに導入する薬局は増えていくことでしょう。ここでは、クラウド型電子薬歴システムを提供している事業者についていくつか紹介します。

各社が提供する電子薬歴システムの概要

製品名（会社名）	特徴
Musubi （カケハシ）	・タッチパネル式の専用タブレット端末のため、患者と一緒に画面を確認しながら服薬指導が可能。 ・AIの患者来局予測により欠品防止と過剰在庫を抑制。 ・フォローしたい患者をカレンダーで表示。 ・店舗間融通や売却機能により不動在庫を圧縮。
CARADA 電子薬歴 Solamichi (Solamichi System)	・「指導ナビ」というナビ機能により、自動で作成された指導文にチェックを入れて反映するだけで簡単に薬歴を作成できる。 ・処方監査機能、在宅業務関係書類作成機能なども搭載。
スマート薬歴 GooCo （グッドサイクルシステム）	・1分薬歴機能は、タブレット端末により指1本で紙薬歴と同じような感覚で利用できる。 ・音声入力対応。
Karin by MICIN (MICIN)	・服薬指導の会話をAIが自動的に薬歴作成。 ・長い会話の中で、医療会話のみ抽出して要約。
エリシア S （シグマソリューションズ）	・患者の属性と処方内容等に基づいて、AIが患者に適切な指導文を提案してくれるサジェスト機能を搭載。 ・クラウド管理されているため、同一企業内の他店舗との薬歴共有も可能。

◇ 処方箋予約システム / オンライン服薬指導 / 電子お薬手帳

　現在は、患者が処方箋を薬局に持参することで受付となりますが、受付から調剤、投薬までに時間がかかるため、待ち時間が患者のネックとなります。この待ち時間を解決するために、医療機関から処方箋を受け取った時点で処方箋画像を薬局に送信することができる、**処方箋予約システム**が普及してきました。これを利用することにより、患者は薬局での待ち時間の短縮や希望の時間に処方薬を受け取ることが可能となります。

また、処方箋予約システムには**オンライン服薬指導ツール**や**電子お薬手帳**が搭載されているものも多く、薬局DXの推進には欠かせない存在となりつつあります。

各社が提供する処方箋予約システム、オンライン服薬指導ツール、電子お薬手帳

ツール名（会社名）	特徴
curon お薬サポート （MICIN）	・オンライン服薬指導、フォローアップ、処方箋ネット受付、クロンスマートパス（医療機関での受付時に患者が指定した薬局へ、医療機関から処方箋を事前送付す）機能搭載。 ・患者はスマートフォンとクレジットカードがあればアプリなしで利用可。
Pocket Musubi （カケハシ）	・服薬期間中フォローを半自動化。 ・処方内容に適した情報確認の質問を自動配信し、回答で問題がある場合にはアラート通知。
EPARK お薬手帳 （くすりの窓口）	・電子お薬手帳のなかに薬局予約、オンライン服薬指導、病状疾病管理、予防接種記録などを搭載。 ・薬局予約では利用可能薬局を検索して調剤予約が可能。 ・人数制限なく家族の情報を一括管理が可能。
SOKUYAKU （ジェイフロンティア）	・オンライン診療、オンライン服薬指導、配送によるお薬の受け取りのすべてが完結。 ・エリアによってはバイク便による当日配送サービスあり。
kakari （メドピア）	・患者が処方箋を送信したら、あるいは調剤が終わったら、患者にお知らせが届く「店頭チェックイン機能」。 ・薬局からの情報発信も可能。
リンクパレット （メディエイド）	・かかりつけ薬剤師の出勤状況を確認できる。 ・血圧や血糖値などを管理するバイタル専用アプリ「からだパレット」と連携。
あなたの調剤薬局 （イントロン）	・各薬局のマイページから処方箋予約や健康相談の受付できる。 ・マイページで待ち時間を把握できる。
Pharms （メドレー）	・e 薬 Link ※に対応している他社電子お薬手帳アプリの情報も閲覧可能。 ・服薬期間中に患者に質問票やメッセージを送って、服用状況や副作用の発現などを確認できる。

※公益社団法人日本薬剤師会が提供する電子お薬手帳相互閲覧サービス

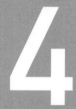

薬剤師に必要なIT知識

いまやIT知識は必須のビジネススキル。薬剤師も例外ではありません。国家資格であるITパスポートに準ずる程度のIT知識は必要です。ここでは薬剤師に求められるITの基礎知識を確認します。

淺沼　晋

コンピューターの基本知識

ここでは、コンピューターのハードウェアとソフトウェア、主要構成要素（入力、記憶、演算、制御、出力装置）、オペレーティングシステム（OS）、ファイルとディレクトリの管理について学びます。これらの基本概念を理解しましょう。

◇ 薬剤師にも IT リテラシーが求められる時代に

　IT（情報技術）が急速に進歩したことで、薬剤師にも**ITリテラシー**が求められる時代になりました。薬剤師にとってのITリテラシーとは、「デジタル技術を理解し、効果的に利用できる能力」のことをいいます。レセコンや電子薬歴、薬剤情報データベースなどITツールは、薬剤師にとって日常業務に必須のものでしょう。これらITツールを活用した、正確かつ迅速な情報の取得や共有は、患者の安全と適切な医療提供に直結しています。まさに、ITリテラシーが薬剤師の業務に寄与しており、より効率的な薬剤師業務のためにITリテラシーの向上が求められるのです。

　しかし、ITリテラシーの向上には課題もあります。ITの進歩は非常に急速であり、やはり継続的な学習が必要です。教育やトレーニングの充実が、薬剤師が迅速なITの導入に対応する上で不可欠になるでしょう。では、どのくらいのIT知識が必要かというと、国家資格の**ITパスポート**の試験で問われるレベルがあればよいと思います。ここでは薬剤師に求められるIT知識の基本として、コンピューターの基本知識から整理していきます。また、詳しくは後述しますが、セキュリティへの意識・知識も重要です（➡p.89参照）。患者情報・医療情報は極めて機密性が高く、情報漏洩や不正アクセスへの対応には、適切なセキュリティ対策を講じる必要があります。

> **メモ** IT パスポート試験とは
>
> 　ITパスポート試験（**iパス**）は、経済産業省が主催し、情報処理推進機構（IPA）が実施している国家試験です。ITに関連する基本的な知識や用語、さらにはビジネスシーンで役立つ情報活用能力に関する理解度を測るためのものです。

◇ ハードウェアとソフトウェア

　ハードウェアと**ソフトウェア**はコンピューターの基本的な構成要素です。ハードウェアはコンピューターの物理的な部分で、CPUやキーボード、マウス、ディスプレイなどが分類されます。一方、ソフトウェアはコンピューターを制御するためのプログラムやデータの集合体で、オペレーティングシステム（OS）やアプリケーション、データベースなどが分類されます。

　ハードウェアとソフトウェアは相互に補完し合う存在であるため、コンピューターの機能を実現するためには両方が必要不可欠です。

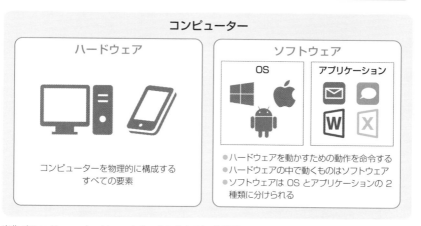

出典：https://www.shoeisha.co.jp/book/article/detail/360

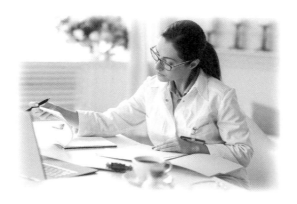

◇ コンピューターの構成要素と機能

コンピューターは、**入力装置**、**記憶装置**、**演算装置**、**制御装置**、**出力装置**の5つ要素から成り立っています。

入力装置は、キーボード、マウス、スキャナー、マイクなどで、これらの機器を通じてコンピューターに情報を取り込みます。記憶装置は情報の保存に用いられ、RAM、ROM、ハードディスク、SDカードなどが該当します。演算装置は情報を処理する装置、制御装置は情報処理の手順を制御するための装置で、いずれもCPUが該当します。最後に、コンピューターが処理した情報を外部に出力するのが外部装置です。ディスプレイ、プリンター、スピーカー、ヘッドフォンなどがあります。

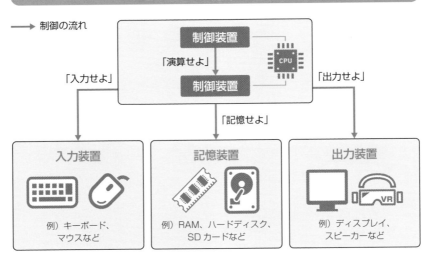

コンピューターを構成する5つの装置

⟶ 制御の流れ

制御装置

「演算せよ」　　　　CPU

制御装置

「入力せよ」　　　　　　　　　　　　　　　　「出力せよ」

「記憶せよ」

入力装置	記憶装置	出力装置
例）キーボード、マウスなど	例）RAM、ハードディスク、SD カードなど	例）ディスプレイ、スピーカーなど

◇ オペレーティングシステム

オペレーティングシステム (OS) は、コンピューターの基盤となるソフトウェアで、パソコン全体の統制や指示を行う部分のことです。主なOSには、Windows、macOS、iOS、Androidなどがあります。

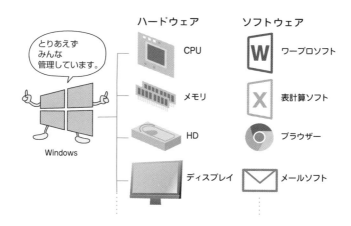

OSはコンピューターの指令塔

ハードウェア

とりあえず
みんな
管理しています。

Windows

CPU

メモリ

HD

ディスプレイ

ソフトウェア

ワープロソフト

表計算ソフト

ブラウザー

メールソフト

メモ OS

より詳しく説明すると、OSは、コンピューターの全機能を管理し、ユーザーにとって使いやすい環境を提供するシステムです。具体的には、ソフトウェアとハードウェアの間の橋渡し役を果たしています。例えば、パソコンで文書を作成する際には、メモ帳といったソフトウェアを使用しますが、その文書を保存するには、ハードディスクといったハードウェアに保存する必要があります。

このプロセスを可能にするのがOSであり、文書の保存や読み込みを含む、コンピュータの基本操作をサポートしています。例としては、キーボード入力時に文字が画面に表示されたり、マウスやタッチパッドの操作によってカーソルが動く、イヤフォンを接続すると音声が流れるなど、日常的に使用する多くの機能がOSによって管理されています。

「コンピューター」と一般的に呼ばれるこれらの情報処理機器は、高速で大量のデータ処理を行うことができ、OSはパソコンだけでなく、スマートフォンのiOSやAndroidなど、様々なデバイスにおいて中心的な役割を担っています。

◆ ファイルとディレクトリ

ファイルと**ディレクトリ**は、コンピューターにおけるデータの保存と整理に使われます。ファイルは記録されるデータのひとまとまりのことで、記憶装置に保存されます。一方、ディレクトリは、ファイルをグループ化してしまう場所で、フォルダともいいます。記憶装置にはたくさんのファイルを保存しておくことができるため、たくさんのファイルをすぐに探せるように整理するのがディレクトリの役割です。図で示すように構造化してファイルを保存します。

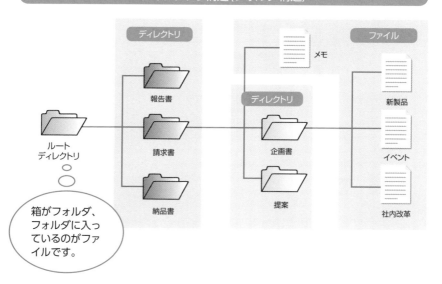

ディレクトリ構造（フォルダ構造）

ネットワーク

ここでは、ネットワークとインターネットの基本概念について確認していきます。ネットワークは有線や無線を通じて複数のコンピューターやデバイスをつなぐ技術で、主要機器にはコンピューター、ルーター、ケーブルが含まれます。LAN と WAN はネットワークの種類で、IP アドレスを通じたデータのやり取りが特徴です。インターネットは、世界中のコンピューターを繋ぐ広域ネットワークで、IP アドレスに基づく通信方式により構成されています。

◇ ネットワークの基本概念

ネットワークとは、有線や無線で複数のコンピューターやデバイスを接続させ、情報共有を可能にする技術や状態のことです。ネットワークを構成する要素は、通信回線と通信機器で構成される網目状のつながりです。ネットワークを構成する主な機器には、コンピューター、ルーター、ケーブル、無線アクセスポイントなどがあります。

ネットワークには、**LAN***や**WAN***などの種類があります。LANは同じ建物や施設内で構成されるネットワークで、WANは広い地域をカバーするネットワークです。ネットワークに接続されたコンピューターは**IPアドレス**と呼ばれる住所を持ち、データのやり取りをする際に、ネットワーク上で送信元と送信先を識別するために使用されます。

LANとWAN

LAN 同士をつなぐ
広い範囲のネットワーク　WAN

出典：https://office110.jp/lan/knowledge/what/lan-network/

***LAN**　　Local Area Network の略。
***WAN**　　Wide Area Network の略。

❖ インターネットの動作原理

　インターネットとは、世界中のコンピューターや通信機器を相互に繋いだネットワークのことで、インターネットを通じて世界中の人々と通信することが可能になっています。インターネットは、IP (インターネットプロトコル) を用いた広域のコンピューターネットワークであり、各コンピューターに割り振られたIPアドレスを宛先とした通信方式により形成される、世界規模の情報通信網です。

インターネットのしくみ

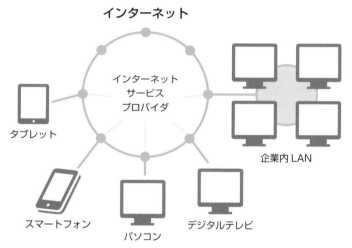

出典：総務省 安心してインターネットを使うために国民のためのサイバーセキュリティサイト（https://www.soumu.go.jp/main_sosiki/cybersecurity/kokumin/basic/basic_service_02.html)

03 情報セキュリティ

医療情報は「要配慮個人情報」であり、情報が漏洩しないよう厳格な管理が求められます。薬局においては、まさに薬剤師がこの責を担っており、言わば情報セキュリティの番人ともいえる存在なのです。ここでは、薬剤師に必要な情報セキュリティの基本知識を学びます。

◇ 薬剤師は薬局における「情報セキュリティの番人」

　医療情報は単なる個人情報ではなく、**要配慮個人情報**に分類されます。要配慮個人情報とは、個人の人種、信条、社会的身分、医療記録、犯罪歴など、特に慎重な取り扱いが必要とされる情報です。特に、医療情報に関しては、その内容が個人の健康状態や医療履歴に関わるため、医師、薬剤師、看護師などの医療従事者には守秘義務の責が法律で厳しく明文化されています（刑法134条）。

　しかし、昨今の情報化の進歩は著しく、薬剤師自身の情報セキュリティに対する知識や意識が不足している可能性があります。サイバー攻撃やマルウェア感染など、患者情報を狙った脅威に対処するために、薬剤師は情報セキュリティについても学ぶ必要があります。情報セキュリティが確保されてこそ、薬剤師は安心・安全な医療を提供できます。これからの薬剤師は「情報セキュリティの番人」として、デジタル時代の医療を支えていく存在となることが求められています。

▼刑法134条（秘密漏洩）

> 　医師、薬剤師、医薬品販売業者、助産師、弁護士、弁護人、公証人またはこれらの職にあった者が、正当な理由がないのに、その業務上取り扱ったことについて知り得た人の秘密を漏らしたときは、六月以下の懲役又は十万円以下の罰金に処する。

◇ 情報セキュリティの基本概念

情報セキュリティとは、コンピューターやインターネットを「安全に」かつ「安心して」使うための対策です。情報セキュリティには、情報を保護するために留意すべき7つの要素があります。情報セキュリティに関する基本的な知識を習得しておくことは、情報の安全を守ることにつながります。

情報セキュリティの7要素	
機密性	情報に対して許可された人のみがアクセスできる状態のことです。情報を外部に見せない、漏らさないことを意識することで、高い機密性を保持することができます。 例）社員の個人情報、顧客情報、新製品の開発情報、システムへアクセスするためのパスワードなど
完全性	改ざんや過不足のない正確な情報が保持されている状態のことです。完全性が失われると、そのデータの正確性や信頼性が疑われ、信頼性が疑わしいデータは利用価値が失われます。 例）企業の Web サイトの改ざんが起こった場合、企業としての信頼を失うことにもつながる可能性がある
可用性	必要なときに情報へアクセスでき、情報がいつでも利用できるように保持されている状態のことです。 例）24 時間 365 日（メンテナンス時間を除く）アクセス可能なクラウドサービス
真正性	情報が正しく、改ざんなどがされていない状態のことです。真正性を確保することは情報セキュリティにおいて重要です。 例）情報へのアクセス制限、データの暗号化など
責任追跡性	情報へのアクセスを行った利用者と操作内容が特定できる状態のことです。これにより、情報への不正アクセスや改ざんなどの行為を追跡し、特定することができます。
信頼性	データやシステムを利用したアクションによって、意図した通りの結果が得られる状態のことです。信頼性を保つためには、故障や不具合を防ぐための対策が必要です。
否認防止	情報に対して行った操作が後から否認できず、事実を証明できる状態のことです。

◇ 情報セキュリティ対策

　情報セキュリティを脅かす要因となるものを「**脅威**」といい、**人的脅威**、**技術的脅威**、**物理的脅威**の3つに分類されます。**情報セキュリティ対策**は、ネットワークやシステムを脅威から守るためのものです。企業において不正アクセスや情報の流出が起きてしまうと、重要な情報資産が失われるばかりでなく、組織の信用も失う恐れがあるため、セキュリティ対策は必要不可欠です。

　情報セキュリティ対策の具体的な方法としては、パスワードの設定、ウイルス対策ソフトの導入、ファイアウォールの設置、社員教育などがあります。データへのアクセスを制限する認証には、IDとパスワード、生体認証（バイオメトリックス認証）などがあります。

情報セキュリティの脅威

人的脅威	直接人が関わるものを人的脅威といいます。例えば、操作ミスによるデータ消失、外部にパソコンやUSBメモリーを持ち出して紛失、メール誤送信による情報漏洩、内部関係者による意図のあるデータの抜き取り、パソコンの盗難などがあります。また、なりすましやクラッキングなど外部からの悪意ある第三者の攻撃や不正アクセスも人的脅威になります。
技術的脅威	コンピューター技術を用いたプログラムが介在するものを技術的脅威といいます。マルウェア（コンピューターウイルス、ランサムウェア、トロイの木馬など）、スパムメール、フィッシング、Dos攻撃、総当たり攻撃などがあります。これらは、偽装やプログラム・ソフトウェアの脆弱性を狙うこと、機械的な動作を繰り返し行うことなどによって情報セキュリティを脅かします。
物理的脅威	物理的に損害を受けることで情報を失うことを物理的脅威といいます。地震・洪水・火災などにより機器が破損して使えなくなるケースや、機器が経年劣化により故障するケースです。また、不正侵入した第三者によるコンピューターなどの盗難も物理的脅威に含まれます。

◇ パスワード管理

　パスワードは、企業や個人が有する情報資産へのアクセスの可否を決める重要な情報です。パスワードの推測を困難にするために、危険なパスワードを避けて安全なパスワードを作成することが必要です。また、パスワードの管理には、他人に知られない、かつ自分でも忘れない方法をとることが大切です。例えば、Wordファイルや Excel ファイルなどでパスワードを管理する場合には、そのファイル自体にもパスワードをかけることが重要です。パスワードの使いまわしは厳禁であり、パスワード管理の負担を軽減する二段階認証の導入も増えています。パスワードを安全に管理するためには、下記のような方法があります。

代表的なパスワードの管理方法	
強いパスワードを設定する	パスワードは、推測されにくく、長く、複雑なものに設定することが望ましいです。また、同じパスワードを複数のサイトで使用しないようにしましょう。
パスワードを定期的に変更する	定期的にパスワードを変更することで、不正アクセスを防ぐことができます。
二段階認証を利用する	二段階認証を利用することで、パスワードだけではなく別の認証方法も必要となるため、不正アクセスを防ぐことができます。
パスワードを安全に保管する	パスワードを紙に書いたり、他人に教えたりしないようにしましょう。また、パスワードを記憶する場合は、パスワード管理アプリなどを利用することが望ましいです。

◇ セキュアな認証手法

　セキュアな認証手法とは、不正利用を防止するために本人確認を行う方法のことです。例えば、クレジットカード決済時には、クレジットカード番号や有効期限、名前などの基本情報の入力に加え、追加で本人認証が行われることがあります。このように、本人認証を導入することで、不正利用を未然に防ぐことができます。一般的に、**3Dセキュア**という本人認証サービスが使われています。

3Dセキュアは、オンライン上でクレジットカード決済をする際に用いられる本人認証サービスで、不正利用の防止を目的としたものです。3Dセキュアを導入しているネットショップでは、決済時にクレジットカードの番号、有効期限、名前などの基本情報の入力に加え、追加の本人認証が行われます。このように、3Dセキュアを導入することによって、不正利用による被害を未然に防ぐことができます。

◆ コンピューターウイルス対策

コンピューターウイルスは、コンピューターシステムに悪影響を与えるプログラムです。コンピューターウイルス対策の代表的な方法は、下記のとおりです。

代表的なコンピューターウイルス対策

ウイルス対策ソフトをインストールする	ウイルス対策ソフトは、既知のコンピューターウイルスの情報が入っているウイルス定義ファイルを持っていて、これをもとにコンピューター内のウイルスを検知し、駆除を行うソフトウェアです。コンピューターウイルスは日々新しいものが作られているため、ウイルス定義ファイルは定期的に更新する必要があります。
ソフトウェアを最新のバージョンに保つ	ソフトウェアを最新のバージョンに保つことで、脆弱性を修正し、ウイルス感染を防ぐことができます。
怪しいメールや添付ファイルに注意する	身に覚えのないメールや添付ファイルは開かないようにしましょう。また、不審なリンクをクリックしないように注意してください。
信頼の置けないUSB（外部メモリ）などは使用しない	信頼の置けないUSBなどは使用しないようにしましょう。また、不審なUSBなどを挿入しないように注意してください。
怪しいホームページの閲覧を控える	怪しいホームページの閲覧は控えるようにしましょう。また、不審な広告をクリックしないように注意してください。

◇ インターネット上のリスクと対策

インターネット上には、様々な脅威が存在します。例えば、ウイルスや不正アクセス、詐欺、情報漏洩などがあります。これらの脅威から身を守るためには、以下のような対策が必要です。

代表的なリスク対策	
ウイルス対策ソフトの導入	ウイルス対策ソフトを導入し、定期的に更新することで、ウイルス感染を防ぐことができます。
パスワードの強化	パスワードは、簡単に推測されないように長く複雑なものにすることが望ましいです。また、同じパスワードを複数のサイトで使用しないようにしましょう。
不審なメールやリンクには注意	不審なメールやリンクを開かないようにしましょう。特に、送信元が不明なメールや、リンク先が怪しいものは開かないようにしましょう。
セキュリティ設定の確認	インターネットサービスを利用する際には、セキュリティ設定を確認し、必要に応じて設定を変更することが大切です。
情報の共有に注意	個人情報や機密情報などの重要な情報は、必要最小限の範囲内で共有するようにしましょう。

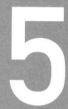

薬局DXの進め方

処方箋受付から薬剤交付まで、各段階でのDX化が進んでいます。本章では、DX化の具体例や今後期待されるDX化の動きについてご紹介します。

飯田慎也

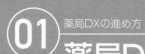

薬局DXの全体像

薬局DXを進める上で根本にあるのが、薬剤師による「対人業務の充実」です。薬の取り扱い中心であった業務を、より患者に対応するための業務に注力することが求められるようになりました。

◇ 医療DXの加速で、医療の質が向上。

　　近年、薬局だけでなく、医療業界全体で「**医療DX**」が加速しています。例えば、マイナンバーカードの発行、オンライン資格確認や電子処方箋の発行開始です。政府が積極的に「医療DX」に取り組んでいます。

　　医療機関同士の情報共有は医療の質向上に欠かせません。医療機関が保有する大量の医療情報を分析・活用することにより、健康管理や治療方針の改善などにも役立てることが可能です。そのためには、マイナンバーカードをより広く普及させ、**マイナポータル**で容易に情報共有できるシステムの構築や個人情報の管理を徹底する必要があります。今後の更なる技術発展やより緻密なシステム構築を期待しましょう。

◇「患者のための薬局ビジョン」

　　医薬分業が進む中、薬剤師あるいは薬局を取り巻く環境が大きく変わりつつあります。このような状況下、2015（平成27）年に策定されたのが、**「患者のための薬局ビジョン」**（次ページ図参照）です。薬局は、患者本位の**「かかりつけ薬局」**に再編するため、集薬中心の「対物業務」から、患者と向き合う「対人業務」へ大きく移り変わらないといけません。

　　しかし、薬剤師は、薬の調製や鑑査、在庫管理や報酬算定などの「対物業務」に忙殺されています。そこで、各業務にICTを取り入れて、対物業務の「DX化」を推し進める動きが近年活発になってきました。対物業務のDX化を進めることにより、かかりつけ薬局の推進や健康サポート・高度薬剤管理機能の充実など、対人業務の充実化を図ることができます。

　　2022年の診療報酬改定により、「対人業務」の評価が高まりました。具体的には、「調剤後のフォロー」や**「ポリファーマシー対策」**について、対人業務に対する点数の見直し・新設が行われました。今後この動きは加速していくと考えられます。

かかりつけ薬局と健康情報拠点薬局の関係(イメージ)

健康情報拠点薬局＝かかりつけ薬局としての機能＋優れた健康サポート機能

健康情報
拠点薬局

健康サポート機能

● 国民の病気の予防や健康づくりに貢献
- OTC医薬品、衛生材料の提供
- 健康相談応需、受診勧奨　等

高度薬学管理機能

● 高度な薬学的管理ニーズへの対応
- 抗がん剤、免疫抑制剤などの選択、
  投与量の調整支援　等

かかりつけ薬局

患者情報の一元管理

● 副作用や効果の確認による安全性・有効性の確保
● 重複投与、飲み合わせ、残薬の確認
- 患者からの相談応需
- 服用歴等（治療歴、生活習慣や背景情報等の患者情報を一元的に管理

24時間対応・在宅対応

● 休日・夜間、在宅医療ニーズの増加への対応
- 24時間の対応
- 在宅患者への薬学的管理・服薬指導
※地域の薬局で連携して対応することも可

医療機関との連携

| 疑義照会 | 処方提案 | 副作用・服薬状況のフィードバック | 受診勧奨 |

その他の関係機関

出典：厚生労働省「患者のための薬局ビジョン　概要」より抜粋 (https://www.mhlw.go.jp/stf/houdou/0000102179.html)

 ポリファーマシー

　「多数の薬剤を使用すること」を意味する用語で、「Poly（多くの）」と「Pharmacy（調剤）」から成る言葉です。しかし、単に多くの薬を服用することを超え、その結果生じる薬物の有害な影響、飲み間違え、余剰薬が問題となる状況を指します。さらに、不必要な処方、過剰な投与、薬剤の重複など、不適切な処方全般もこの用語に含まれます。

◇ 診療、処方箋受付から薬剤交付まで全自動に

　新型コロナウイルスの蔓延に伴い、オンライン診療・オンライン服薬指導が普及してきました。処方箋受付から調剤、薬剤鑑査までを全自動で行う「**ロボット薬局**」、ドローンや小型低速ロボットによる薬の配達、そして、2023年1月から電子処方箋の発行開始。DX化の急速な進展に伴い、自宅にいながら、診療から薬の受け取りまでを完結できる体制が整いつつあります。まだまだ高額な導入コストはかかってしまいますが、「対人業務」の効率化のため、業務のDX化を前向きに検討していきましょう。

　ここでは薬局での業務ごとにDX化の例をご紹介していきます。

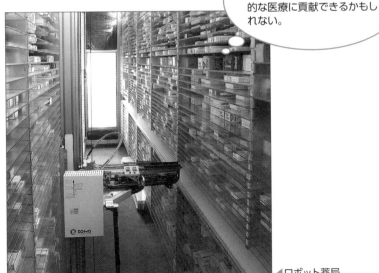

薬局業務が自動化されれば、薬剤師の負担は軽減し、本質的な医療に貢献できるかもしれない。

◀ロボット薬局

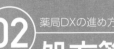

02 処方箋受付・入力

従来は、処方箋を受け付けて、処方箋の内容を入力する、という工程がありましたが、DX化により、手入力の工程を大幅に短縮できるようになりました。処方箋受付・入力業務に関するDX化についてご紹介します。

◈ オンライン資格確認導入の原則義務化

　　2023年4月より、**オンライン資格確認**の導入が原則義務化されました。医療機関の窓口で患者から保険証や受給者証を預かり、レセプトコンピュータ（以下、**レセコン**）に手入力します。従来は、定期的に保険証を預かって確認する必要がありましたが、現在は保険者番号や記号を入力すると、即座にその資格の有効性を確認でき、患者情報を取得できるようになりました（➡ p.67参照）。期限切れの保険証で受診して発生していた過誤請求や定期的に保険証を確認する手間等、事務的なコストを大幅に削減できます。

　　また、マイナンバーカードを用いて、オンライン資格確認を行うことにより、保険情報だけでなく、特定健診の情報や、診療情報・薬剤情報を医療機関で容易に閲覧できるようになりました。これまでは他の医療機関でどのような診療を受けているのか、どのような薬を服用中なのか、について知る手掛かりは、お薬手帳、診療情報提供書や患者の自己申告などしかありませんでした。お薬手帳の持参忘れや患者が伝え忘れていたなどがあると、的確な診療ができず、医療過誤を引き起こす可能性もありました。マイナンバーカードでこれらの診療情報を閲覧することができれば、よりよい医療につながり、医療機関側・患者側双方でメリットを享受できます。

　　そして、2024年3月から、生活保護受給者のオンライン資格確認も運用開始となりました（一部地域では2024年4月以降、運用開始予定）。生活保護受給者は複数の病院を受診していることが多く、マイナンバーカードで診療情報を確認できると、非常に便利です。資格の有効性だけでなく、医療券・調剤券情報をオンラインで確認できるため、医療機関側だけでなく、自治体の福祉事務所にとっても業務負担を大幅に軽減できます。

◇ 処方箋を読み込むだけで、処方内容を自動で取り込む OCR技術

　近年の院外処方箋には、**QRコード**が印字されることが多くなりました。このQRコードには、処方内容、患者情報（名前、性別、生年月日、保険種別や保険者番号など）や医療機関情報（施設名、所在地、診療科や処方医名など）が含まれています。この情報を読み取って、レセコンに反映させるのが**OCR** *（光学的文字認識）技術*です。これを読み込むことができれば、薬局での入力業務が簡易化されて待ち時間の短縮、正確な情報の共有、そして、医療事故防止というメリットを享受できます。

　OCR機器には、**ハンディスキャナ型**と**シートフィードスキャナ型**の2種類があります。

・ハンディスキャナ型

　飲食店でQRコード決済をする際、店員の方にQRコードを差し出して、ハンディスキャナで読み取ってもらったことがあるでしょう。原理はこれと同じです。すなわち、処方箋のQRコードをハンディスキャナで読み取ることにより、レセコンに情報を反映させることができます。最近では「スマートフォン型」も開発されているようです。

ハンディスキャナ型

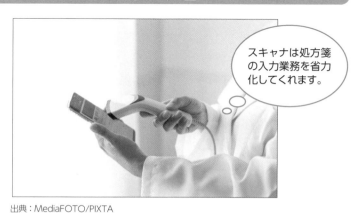

スキャナは処方箋の入力業務を省力化してくれます。

出典：MediaFOTO/PIXTA

＊**OCR**　Optical Character Recognition/Reader の略。

・シートフィードスキャナ型

その名の通り、処方箋（シート）を機械に通す（フィード）ことにより、QRコードを読み取るタイプです。コンピューターに取り込みたい書類があるときに使うスキャナと変わりません。普通のスキャナにQRコードを読み取る技術を導入しただけです。最近では、AIが処方箋毎のレイアウトや用法記載を学習して、都度対応してくれるシステム「mediLab AI（株式会社mediLab）」も開発されています。AI技術が発展し、処方箋読取技術もより高精度に改善しています。

また、処方箋入力支援AI-OCRサービス「**薬師丸賢太**」（NeoX株式会社）は、薬局にあるスキャナやスマホでスキャン・撮影したデータをAIが瞬時にデータ化し、レセコンに反映させるシステムです。処方入力に要する時間は「10秒」、精度は「98%」。高速かつ高精度で、新たな設備投資が不要な点もメリットとなっています。

ただ、いずれもまだすべての情報を正確に読み取ることはできず、文字化けが起こる、旧漢字に弱いというデメリットもあります。また、医師によっては散剤を成分量で記入する方もいますが、成分量から投与量を自動で計算できません。これが原因で医療事故やレセプトの返戻につながる恐れもあるため、まだまだ改良の余地があるといえます。

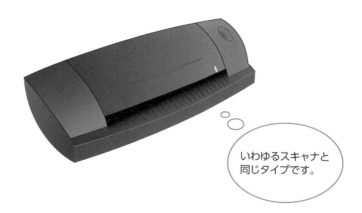

シートフィードスキャナ型

いわゆるスキャナと
同じタイプです。

シートフィードスキャナ型

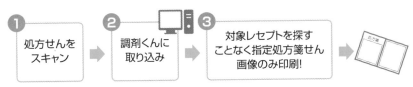

① 処方せんを
スキャン ➡ ② 調剤くんに
取り込み ➡ ③ 対象レセプトを探す
ことなく指定処方箋せん
画像のみ印刷!

出典:ネグジット総研「らくらく読取くん」(http://www.chouzai.nextit.co.jp/com/option/opt_006.html)

散剤の読み取りミスの一例

カロナール細粒 20%　300mg（成分量）

▼（読み込むと…）

カロナール細粒 20%　**300g（誤）➡ 1.5g（正）**

「薬師丸賢太」導入後の流れ

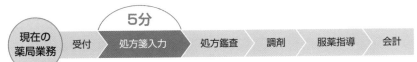

5分

| 現在の薬局業務 | 受付 | 処方箋入力 | 処方鑑査 | 調剤 | 服薬指導 | 会計 |

目視・手入力によるストレス患者と接する時間の捻出が難しい

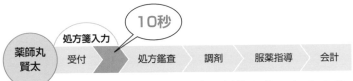

10秒

処方箋入力

| 薬師丸賢太 | 受付 | 処方鑑査 | 調剤 | 服薬指導 | 会計 |

処方箋入力にかける時間を短く、正確に、患者とのコミュニケーションで
「選ばれる薬局」へ

出典:株式会社 NeoX:https://yakumaru.ai/

◇ 処方箋入力もリモートで行う時代に

　薬局で受け付けた処方箋の内容を「リモートで」入力することにより、事務作業を効率化する動きがあります。

　株式会社プレカルでは、薬局向けに処方箋入力代行サービス「precal（プレカル）」を開発し、提供しています。薬局でスキャンされた処方箋データを基に、オンライン事務員が処方箋を入力し、薬局に入力データが届く、という流れです。薬剤師は入力中に調剤業務を始めることができるため、患者の待ち時間も短縮できます。受付から平均2分で入力データが届くというから驚きです。さらに、2名でダブルチェックを行うため、正確性も担保されています。

　また、大手調剤薬局チェーンのファーマライズホールディングスでは、全国に3カ所の**リモートセンター**を設置し、薬局で応需した処方箋の入力をリモートで行う、という取り組みを進めています。これらリモート入力業務は、産休・育休職員による欠員や、新型コロナウイルス感染症による影響で店舗間のサポートが難しかったことがきっかけとして行われました。現時点では、在宅・施設処方箋を中心として、ファーマライズ全店舗で応需した処方箋のおよそ5%程度に留まっていますが、2024年5月期には10%程度を目標としています。リモート入力業務は、医療事務の入力業務の負担軽減だけでなく、対人業務の充実や新たな雇用の創出も期待されます。

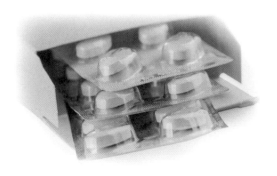

◆ 電子処方箋と HPKI

　HPKI＊とは、保険医療福祉分野の公開鍵基盤の略称です。医療現場における公的資格の確認機能を有する電子署名や電子認証を行う基盤を指します。

　医師・歯科医師は処方箋を患者に交付する際、処方箋に記名押印または署名しなければなりません。これは医師法・歯科医師法に基づく義務であり、電子処方箋についても同様です。HPKI電子証明書は、電子処方箋に電子署名して、医師・歯科医師が作成したという証明をするために欠かせないものとなります。

　薬剤師も同様に、処方箋が調剤済みであるという記録を残すために、調剤済み印を押印する義務があります（薬剤師法第26条および薬剤師法施行規則第15条）。電子処方箋を調剤済みとするためには、HPKI電子証明書を用いて電子署名しなければなりません。

　電子処方箋を交付するため、そして、電子処方箋を調剤するためにはHPKI電子証明書の発行が必須であり、厚生労働省のHPKI認証局に申請して、「**HPKIカード**」を取得しなければなりません。

　また、カードという物理的な媒体であるため、紛失・破損や電子カルテにカードリーダーの設置が必要であるという課題が挙げられました。そこで、HPKIの利便性向上のため、「**HPKIセカンド電子証明書**」の発行も開始されています。これはHPKIカード発行対象者に対して追加で発行される2番目の電子証明書です。HPKI電子証明書を「HPKI電子証明書管理サービス」のクラウドサーバー上に格納し、事前に利用者が紐づけを行った生体認証機能付きスマートフォンなどで認証を行うことにより、カードがなくても電子署名を行うことが可能となります。

　これに加えて、「**マイナンバーカード**」による電子署名も可能となりました。HPKIカードの発行申請には住民票の写しや本人確認書類が必要ですが、マイナンバーカードを使えば、これらは不要です。医師は2023年12月から、薬剤師は2024年1月から、マイナポータルで手続きできるようになっています。

＊**HPKI**　Healthcare Public Key Infrastructure の略。

「HPKIカード」と「HPKIセカンド電子証明書」の利用方法

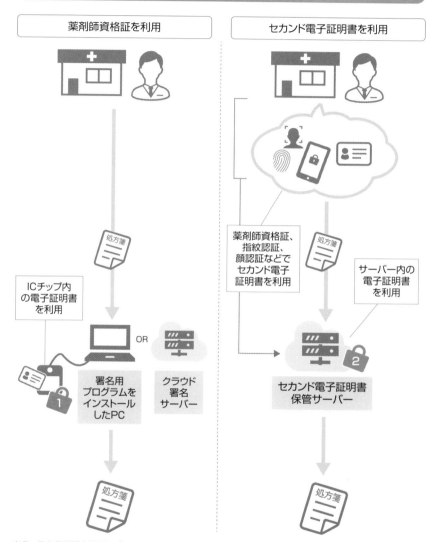

出典：日本薬剤師会認証局「HPKI セカンド電子証明書とは」より抜粋（https://www.nichiyaku.or.jp/hpki/pqc.html）

◇ 電子処方箋が普及すれば、QRコードを読み取る手間も省ける

2023（令和5年）年1月、**電子処方箋**の運用が開始となりました。処方から調剤までの流れは次ページの図のとおりです。

これまでの紙処方箋では、QRコードを読み取る作業が必要でしたが、今後は入力作業自体が不要となります。先発品／後発品の入力変換など、多少手を加える必要はありますが、入力業務の負担は少なくなるため、より患者の対応を充実させることが可能です。

電子処方箋の発行から調剤までの流れ

①医師・歯科医師が電子処方箋管理サービスを通して、電子処方箋を登録
②電子処方箋管理サービスから医療機関に交付される引き換え番号を患者に通知
③薬局はマイナンバーカードあるいは健康保険証と、引き換え番号で電子処方箋管理サービスから対象の電子処方箋を確認して調剤

POINT

医療DXの推進により、日本のオンライン資格確認の利用件数は増加傾向にあります（**巻末資料10参照**）。

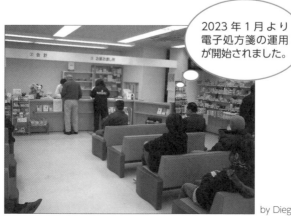

2023年1月より電子処方箋の運用が開始されました。

by Diego Delso

電子処方箋

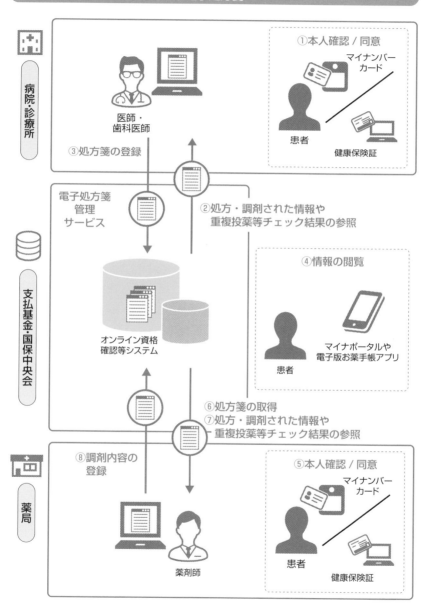

病院・診療所

①本人確認 / 同意

マイナンバーカード

患者

健康保険証

医師・歯科医師

③処方箋の登録

電子処方箋管理サービス

②処方・調剤された情報や重複投薬等チェック結果の参照

支払基金・国保中央会

④情報の閲覧

患者

マイナポータルや電子版お薬手帳アプリ

オンライン資格確認等システム

⑥処方箋の取得
⑦処方・調剤された情報や重複投薬等チェック結果の参照

薬局

⑧調剤内容の登録

⑤本人確認 / 同意

マイナンバーカード

患者

健康保険証

薬剤師

出典：厚生労働省：電子処方箋概要案内【薬局】1.2 版（令和 4 年 11 月）

03 処方鑑査

合同会社スマスタが、薬剤師とAIについて、薬剤師100名にアンケートを実施した結果、「薬剤師がAIに奪われると思う対人業務」の第1位は「処方内容チェック」、すなわち「処方鑑査」でした。AIに蓄積されたデータを読み込ませておけば、残薬調整や疑義照会などの業務は容易になると予想されます。処方鑑査に関わるDX化についてご紹介します。

◇ AIに学習させて、疑義照会を効率化！

　調剤薬局には、これまでの調剤内容、疑義照会や服薬指導の内容など、膨大なデータがあります。AIにこれらのデータを解析させ、学習させることにより、処方内容に対して、必要な疑義照会内容を瞬時に提案させることが可能になると考えられています。

　さくら薬局などを展開するクラフト株式会社では、「**薬剤師支援AIソリューション（AIPS** ＊**）**」を導入しています。その特徴は、過去に蓄積されたデータをAI技術のパターン学習で解析し、調剤業務に関わる疑問の解消や、処方内容の間違いに気づいて、リアルタイムで指摘してくれる点です。薬剤師が行っていた書籍や文献の調査、メーカーへの問い合わせも一瞬で解決できます。時間と労力を節約し、調剤の質も上がる画期的なシステムです。

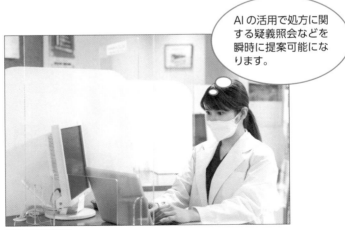

AIの活用で処方に関する疑義照会などを瞬時に提案可能になります。

出典：IYO/PIXTA

＊**AIPS**　AI Personal Support の略。

薬剤師支援AIソリューション(AIPS)の概要

処方チェック・指導内容の検討

✓ 処方変更の早期発見による効率アップ
✓ 疑義照会の抜け漏れ回避をサポート
• 解析結果から注意が必要な処方を調剤前にお知らせ

服薬指導

✓ 薬剤師・患者・処方の特性を踏まえた指導をサポート
• 過去の膨大なデータから、薬剤師・患者・処方の特性を踏まえ、類似症例で実践されている指導のコツ・秘訣をお知らせ

注意すべきパターンを理解
より安全・効率的な業務を支援

IBM

膨大なデータから類似症例を推論
指導のヒントをリアルタイムに提供

行動と結果を継続学習
AI サポート内容の精度を向上

AIPS の評価入力

✓ 継続的にサポートの質を向上
• AIPS 提示情報に対する薬剤師からの評価を学習・反映

薬歴入力

✓ "服薬指導の知見データベース"を継続蓄積
• 薬剤師が日々入力する薬歴を AIPS が学習

出典：第一三共エスファ「Reach、Winter No. 4 2021」(https://med.daiichisankyo-ep.co.jp/rbn/files/5/Reach_no4.pdf) より抜粋

メモ　処方鑑査

処方鑑査とは、医師が発行した処方箋を薬学的観点から薬剤師が確認することです。処方せんに記載された事項に不備や誤りがないか、また、処方された薬が患者にとって適切であるかどうか（例えば、禁忌薬の処方や重複投与がないかなど）を慎重に検討します。

◇ 電子カルテ情報を医療機関 - 薬局間で共有可能に

　最近では、大学病院を受診時の血液検査などの結果が載せられた処方箋も散見されます。このデータを活用して、処方内容の誤りの指摘や処方提案をすることも可能です。しかしながら、現状では、医療機関によって、導入している電子カルテのメーカーが異なるため、すべての処方箋に検査結果を載せることはできません。

　内閣官房における医療DX推進本部の「**医療DXの推進に関する工程表**」（➡ p.26参照）によると、2025年度より、検査値やアレルギー、薬剤禁忌などの電子カルテ情報が医療機関 - 薬局間で共有されるようになるということです。薬局にもカルテ情報が開示されれば、疑義照会の回数は格段に減っていくでしょう。ただし、これは患者がマイナンバーカードを所有していることを前提としています。政府だけでなく、医療機関からもマイナンバーカードの取得を勧奨していくべきかもしれません。

 ## 2024年診療報酬改定：
医療DX推進体制整備加算の新設

2024年の診療報酬改定で**医療DX推進体制整備加算**が新設されました。

　これにより、さらに医療DX・薬局DX が推進されるものと考えられます。薬局での医療DX推進体制整備加算のための施設基準については後述します（➡ p.170参照）。

（新）医療DX推進体制整備加算	8点
（新）医療DX推進体制整備加算（歯科点数表初診料）	6点
（新）医療DX推進体制整備加算（調剤基本料）	4点

04

調剤・調製

薬剤師業務の中で、最も時間を割かれる業務の1つが「調剤業務」です。調剤業務をいかに効率よく進めるかは薬剤師にとって最大のテーマといえます。近年、急速に進む調剤業務のDX化について、その現状をご紹介します。

◇ 調剤業務の機械化・DX化の現状

　近年、**調剤業務**における機械化・DX化が急速に進んでいます。

　例えば、**全自動錠剤分包機**です。これまでも全自動錠剤分包機は販売されており、ある程度、調剤業務は効率化されていました。しかし、①全自動とはいえ、専用カセットの用意のない薬剤については「手撒き」が必要、②錠剤毎に形が違うため、それぞれに合ったカセットを発注しなければならない（コストがかかる）、③分包中の薬品切れや消耗品切れによる時間ロス、などの手間がありました。これらのデメリットを解決してくれたのが、トーショーの「Xana-UFシリーズ」です。①と②について、この「Xana-UFシリーズ」では、錠剤の形状に応じて切り出し口が可変形態する「ユニバーサルフィーダー」を導入しています。自在に形を変えられるため、カセットがない薬剤でも手で撒く手間を省くことが可能です。カセットを追加購入するコストも削減できます。③について、本シリーズでは、モニターで事前に薬品や消耗品の残数を確認できるため、分包前に薬品補充や消耗品の付け替えが可能です。更に、モニターにバーコードリーダーが備えられているため、充填ミスを回避することもできます。

　また、**全自動散薬分包機**も進化を遂げており、これまで薬剤師がしていた秤量を機械が自動で行うことができます。湯山製作所では、入力・設定した指示に従って、自動秤量と分包を全自動で行う分包機「自動秤量機能付き散薬分包機SR-zero」を販売しています。設置できるカセットは5個ですが、ある程度決まった薬剤が処方される薬局であれば、調剤業務の大幅な効率化が期待できるでしょう。

　他にも、水剤を自動で秤量、攪拌が可能な「**全自動水剤分注機**」があります。軟膏を自動で秤量して練ってくれる機械はいまのところ開発されていませんので、自動秤量機能付き軟膏練り機の開発も期待したいところです。

これまでの全自動錠剤分包機	トーショー「Xana-UF シリーズ」
カセットがない場合、手で撒く必要あり	錠剤の形状に応じて可変形態するカセット「ユニバーサルフィーダー」を配備。
錠剤毎にカセット購入	
薬品切れ・消耗品切れ	充填されている薬品の残数や、分包紙やインクリボンの残量をモニターでチェック可能。

湯山製作所「自動秤量機能付き散薬分包機SR-zero」

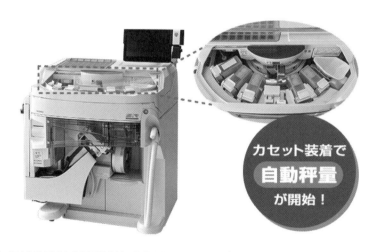

出典：湯山製作所「自動秤量機能付き散薬分包機」より引用（https://www.tosho.cc/solution/xana_uf_series/）

◇ 自動薬剤ピッキング装置の登場

　2020年8月、湯山製作所より、業界初の**自動薬剤ピッキング装置**「ドラッグステーション」が発売されました。大手調剤薬局チェーンのクオール株式会社や日本調剤株式会社で早速導入されています。

　これに続いて、トーショーからは入力された処方薬のケースを自動で案内してピッキングを効率化させる「自動調剤棚Multicase-unit」、タカゾノからは入力された処方薬の収納ケースが取り出し口に運搬されて取り出すだけの「自動調剤台Takazono D-Shelf」が発売されています。

　いずれもピッキングのために歩き回って薬剤を取り揃える、という作業を省略できます。また、薬剤師でなくても容易に使える操作性で、オーダーどおりの数と種類の薬剤を運んでくれるため、薬剤師は薬剤を取り間違えることなく安心・安全に、スピーディに錠数の取り揃えのみを行うことができ、「対人業務」に専念できます。さらに、業務負担となっていた「棚卸し」（在庫の総点検）もデータで簡単に確認が可能です。薬局に置くためのスペースの問題や価格帯の問題はありますが、薬剤師不足や安全性の担保という面で一考の価値ある機器です。

湯山製作所「ドラッグステーション」

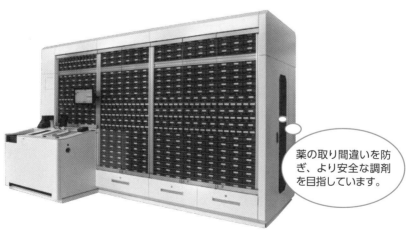

薬の取り間違いを防ぎ、より安全な調剤を目指しています。

出典：湯山製作所「自動薬剤ピッキング装置 Drug Station（ドラッグステーション）」より引用（https://www.yuyama.co.jp/product/products/doc/catalog_DrugStation.pdf）

◈ すべて自動！「ロボット薬局」誕生。

　2019年大阪府梅田市に「ロボット薬局」が誕生しました。通常の薬局では、医療機関で受け取った処方箋を薬局で渡し、そこから処方内容の入力、調剤…と業務が続きます。しかし、このロボット薬局では、医師が電子カルテに処方内容を入力した瞬間から薬局での調剤が開始されます。薬剤師は取り出し口に運ばれた薬剤の計数調剤を行って鑑査するだけなので、「患者の待ち時間」は大幅に短縮可能です。厚生労働省の調査では、処方箋1枚当たりの平均処理時間約12分なのに対し、ロボット薬局での再診患者の待ち時間は「2分58秒」。自動薬剤受取機による無人投薬サービスも行われています。

　ロボット薬局の革新的な点は3つあります。

　1点目は「ピッキングの自動化」です。自動ピッキング装置を導入したことにより、薬剤師が歩き回ってピッキングする時間を短縮できます。薬剤師の業務負担の軽減とともに、調剤ミスも防止可能です。

　2点目は「医療機関と薬局の情報連携」です。現在、薬局のレセプトコンピューターや医療機関の電子カルテは薬局や医療機関ごとにバラバラで、医療機関-薬局間での情報連携は非常に難しい状況にあります。しかし、ロボット薬局では、**EHR（医薬連携型医療情報連携基盤）**と呼ばれるシステムを導入しています。すなわち、クラウド上に保存されている電子カルテの処方内容を、薬局のレセプトコンピューターに取り込むことができる仕組みです。梅田薬局とその主要応需医療機関5クリニックで同じメーカーのシステムを導入しているため、連携が可能となっています。

　3点目は「自動薬剤受取機の導入」です。通常、患者には調剤された薬剤を見せながら、服薬指導します。しかし、ロボット薬局では、患者から預かった処方箋について、処方鑑査し、問題なければすぐに服薬指導を行います。その後、処方箋番号と紐づけされたQRコードを渡し、患者は調剤されるのを待ちます。調剤完了通知を受けたら、自動薬剤受取機にQRコードを読み込ませて薬を受け取る、という仕組みです。薬の受け取りは、後日でも問題ありません。これは、最近普及してきた「**お薬ロッカー**」の先駆けです。「お薬ロッカー」については、「服薬指導」の項（➡p.120参照）で解説します。

日本初の「ロボット薬局」大阪梅田メディカルセンター梅田薬局の受付

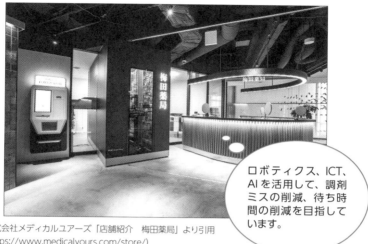

> ロボティクス、ICT、AIを活用して、調剤ミスの削減、待ち時間の削減を目指しています。

出典：株式会社メディカルユアーズ「店舗紹介 梅田薬局」より引用
（https://www.medicalyours.com/store/）

ロボット薬局の革新性

ピッキングの自動化	ピッキング業務の負担軽減による薬剤師の業務負担軽減と調剤ミスの防止。
医療機関と薬局の情報連携	医療機関と薬局に同じシステムを導入し、処方情報の連携が可能。
自動薬剤受取機の導入	服薬指導を先に済ませて、薬の受け取りはいつでも可能。

05 薬剤鑑査

調剤された医薬品の種類と数が正しいか、判別するための「薬剤鑑査業務」。この業務を担う「薬剤鑑査システム」も日々進化しています。画像解析の質の向上や端末の小型化など、薬剤鑑査システムの変遷について、ご紹介します。

◇ 薬剤鑑査システムの変遷

　調剤された薬剤が処方箋と合致しているかどうかを確認するための鑑査システムは進化を遂げています。

　薬剤を識別する方法として、**バーコード読み取り型**と**画像判別型**があります。

　「バーコード読み取り型」は、スーパーマーケットなどのレジ打ちと同様、薬剤のシートについているバーコードを読み取る形式です。コストもそれほどかからずに導入可能ですが、薬剤をばらしてしまうと、バーコードが破れて読み取れなくなる、数量鑑査ができない、などのデメリットもあります。

　「画像判別型」はバーコードがなくても、シートの文字や重さでピッキングした薬剤が正しいかを判別する形式です。データ保存が可能であるため、後で見返すこともできます。ただ、導入コストが高額になること、機器のサイズが大きく場所を取ること、正確に読み取れないことがあること、などがデメリットです。

　上記の識別方法を備えた端末も少しずつ変わってきています。第一世代の**ハンディ端末型**、第二世代の**設置型**に続き、現在では第三世代の**スマホ型**が主流です。ハンディ端末は「バーコード読み取り型」、設置型とスマホ型は「バーコード読み取り型」と「画像判別型」の両方を兼ね備えています。

　第一世代のハンディ端末型は、ハンディターミナルで医薬品のバーコードを読み取り、調剤ミスを未然に防ぐシステムです。調剤しながら鑑査できます。株式会社クカメディカルの「ミスゼロ子」が有名です。一度に複数台の導入が可能なため、1人1台利用できます。その半面、利用するためには専用の端末が必要であること、画面がスマホ型よりも小さいことや写真を残すことができないことがデメリットとして挙げられます。

　第二世代の**設置型**は、医薬品の「画像」、「重さ」、あるいは「バーコード」を読み込んで、薬剤鑑査を行う据え置き型のシステムです。一括読み取りが可能なため、鑑査時間を短縮できます。写真に残すことができるため、数量確認も可能です。ただ、機械が大きく、スペースが必要であること、機械待ちで鑑査に時間がかかること、そして、他の型式と比較して、端末価格が最も高いこと（1台100万円〜）がデメリットです。

　第三世代の**スマホ型**もハンディ端末型と同様、バーコードを読み取って薬剤鑑査を行いますが、画像の保存も可能です。そのほか、ピッキングを効率化するための最短ルートを導いてくれる「**ピッキングナビゲーション**」や在庫管理システムとの連携で棚卸しが効率化できる、という利点もあります。iPhoneやiPadなどの端末にアプリをダウンロードすればすぐに導入できる、という点もメリットです。同じ端末でオンライン服薬指導もできます。

薬剤判別方法のメリット・デメリット

型	メリット	デメリット
バーコード読み取り型	・ほとんどの薬剤にバーコードがついているため、導入と運用がスムーズ。	・薬剤をばらしたときにバーコードが見えなくなると使えない。 ・数量鑑査ができないことが多い。
画像判別型	・並べるだけで鑑査が可能。 ・バーコードがなくても鑑査できる。 ・自動で写真が保存される。 ・後で見直すことも可能。	・導入費用が高額。 ・機器のサイズが大きい。 ・読み取りが不正確なことがある。

端末のメリット・デメリット

世代（型）	メリット	デメリット
第一世代（ハンディ端末型）	・1人1台、一度に複数台の導入が可能。 ・比較的安価。	・スマホ型に比べて、画面が小さい。 ・画像の保存ができない。
第二世代（設置型）	・調剤した薬を並べるだけ。 ・画像の保存可能。	・設置にはスペースが必要。 ・高額。 ・鑑査渋滞が起こる可能性。

世代（型）	メリット	デメリット
第三世代 （スマホ型）	・端末があれば、専用PCなどの導入は不要。 ・画像の保存可能。 ・ピッキングナビゲーションシステムが備わっているものもある。	・錠数鑑査ができない（できる機器もあるが、そのぶんのオプション料金がかかる）。

◇ 錠剤分包機と薬剤鑑査システムの融合

　一包化の鑑査は、薬剤の種類、錠数や形などを1錠ずつ、1包ずつ確認するため、薬剤師の集中力を要し、時間のかかる作業です。

　株式会社湯山製作所は、鑑査システムと**錠剤分包機**が一体化した**鑑査支援機能付き全自動錠剤分包機**「PROUD-i」を販売しています。本モデルには、全自動錠剤分包機に、鑑査支援機能を搭載したカメラが設置されていて、一包化前に撮影・鑑査するため、調剤ミスを防ぐことが可能です。

株式会社湯山製作所　鑑査支援機能付き全自動錠剤分包機「PROUD-i」

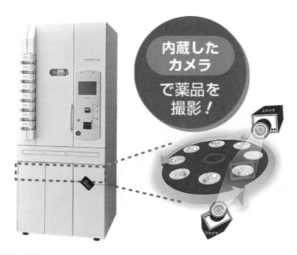

出典：湯山製作所「鑑査支援機能付き全自動錠剤分包機」より引用（https://www.yuyama.co.jp/product/products/proud-i.html）

服薬指導・薬の受け渡し

新型コロナウイルス感染症への対策として、非接触・非対面のサービスが一気に拡大しました。患者の待ち時間の短縮や利便性の向上が期待されており、オンライン服薬指導や非対面での薬の受け渡しなどの規制緩和はさらに拡大していくことが予想されます。

◇ オンライン診療 / オンライン服薬指導

　2020年の**新型コロナウイルス**の蔓延により、旅行や外食など様々なことが制限される中、医療DXは大きく進歩しました。すなわち、これまでなかなか進んでいなかった**オンライン診療**や**オンライン服薬指導**の普及が急速に進んだのです。スマホ、パソコンやタブレットなどの端末で、自宅に居ながら診療・診察や服薬指導を受けることができるようになりました。例えば、県内に感染症専門医が2名しかいない岩手県や山梨県の方は、東京都の専門医の診療をオンラインで受けることも可能です（2023年6月現在）。処方箋は「かかりつけ薬局」にデータ送信できるため、いつもの薬剤師から薬を受け取れます。直接薬を受け取りに行くこともできますし、オンライン服薬指導後、自宅に送付してもらうことも可能です（送料はかかるかもしれません）。

　各企業の取り組みやシステムについては第3章をご参照ください（➡ p.63参照）。

◇ AI技術の進歩により、AIが服薬指導できるように

　2023年、Chat GPTを始めとした**AI技術**が急速に発展しました。チャット形式で質問に対する回答をAIが瞬時に導き出す、という技術です。

　年齢、性別、検査値や併用薬など、置かれた状況は患者ごとに異なります。事前にこれらの患者情報を読み込ませた上で、質問できれば、その状況・状態に合わせた回答をAIが瞬時に導き出します。薬剤師不在時や夜間対応もAIが担う可能性もあります。また、AIと患者の会話を電子薬歴に残すことができるため、薬剤師の薬歴入力の負担を軽減することも可能です。

AI技術の発展はめまぐるしいものがあるため、「AI薬剤師」の登場はそれほど近くない将来、実現するかもしれません。

◆ 薬剤の受け取りは「専用ロッカー」で

駅やコンビニエンスストアなどで見かけるようになったAmazonやヤマト運輸の宅配便ロッカー。最近では、処方薬を受け取るための**「お薬受け取りロッカー」**も散見されるようになりました。これは、2022年1月に政府が規制緩和を行ったことによります。すなわち、当時の新型コロナウイルス感染拡大に対応するため、薬の受け取りについても宅配ロッカーの使用を可能とする規制緩和策を打ち出しました。

これに伴い、Packcity Japan株式会社は株式会社セブン-イレブン・ジャパン、株式会社アインホールディングス、ヤマト運輸株式会社と連携し、セブン-イレブン店舗に設置しているオープン型宅配便ロッカー「PUDOステーション」を活用した「処方箋医薬品受け渡し」サービスの実証実験を行いました。各業者もロッカーの開発・製造に乗り出し、運用されています。

PUDOステーションを用いた「処方箋医薬品受け渡し」実証実験の概要

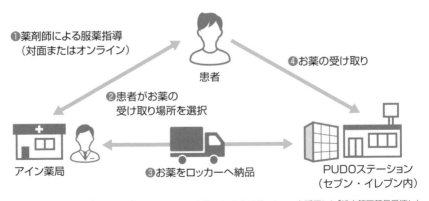

❶薬剤師による服薬指導
（対面またはオンライン）

患者

❹お薬の受け取り

❷患者がお薬の
受け取り場所を選択

アイン薬局

❸お薬をロッカーへ納品

PUDOステーション
（セブン・イレブン内）

出典：PR TIMES「セブンーイレブン、アインHDと連携し、PUDOステーションを活用した「処方箋医薬品受渡し」の実証実験を開始」より引用（https://prtimes.jp/main/html/rd/p/000000010.000076822.html）

　薬局で服薬指導後 (直接、あるいはオンライン)、患者はロッカーの受け取り場所を選択し、運送業者がロッカーまで薬を納品します。患者は薬局から渡された (アプリなどで受け取った) 暗証番号やQRコードなどでロッカーのカギを開け、薬を受け取るという仕組みです。操作が簡単なため、高齢者にも利用可能なサービスです。

　「お薬受け渡しロッカー」の薬局側のメリットとしては、患者の待ち時間を短縮させることができる、非対面で対応可能なため、接客時間を短縮できる、ということが挙げられます。患者側としても、薬局での待ち時間を気にする必要がなくなる、自分の好きなタイミングで薬を取りに行ける、非接触で薬を受け取ることができる、というメリットがあります。

◇ 薬をドローンで配達!?

　国内外で実用化が進んでいる「ドローン配送サービス」ですが、これを医薬品の配送にも応用できないか、という流れがあります。厚生労働省では、2021年6月に策定された「ドローンによる医薬品配送に関するガイドライン」が2023年3月に改正されました。麻薬や覚せい剤原料など、一部配送できない医薬品もありますが、災害時の緊急配送も可能であることが盛り込まれています。

　薬局に設置された「お薬受け取りロッカー」であれば、当日受け取りも可能ですが、運送業者を介した場合、翌日以降の受け取りが余儀なくされます。もし、ドローンによる配送が実用化されれば、服薬指導後、調剤が終わって「即時発送」ということも夢ではありません。また、薬局に在庫がない薬であっても、当日手配➡即時ドローン配送、が可能です。

　2023年3月、和歌山県和歌山市において、株式会社ケーエスケー (医薬品提供者)、和歌山県立医科大学 (医薬品受領者) とNTTコミュニケーションズ株式会社 (ドローン関連) の三者が参画し、ドローンによる医薬品配送の実証実験が行われました。

　本実証実験は、南海トラフ地震のような大規模災害時や、遠隔医療に応用することを想定し、課題の抽出や運用ルールについての検証を行うための実験です。今回の実験では、片道約1.5kmだったため、配送時間や品質管理には問題がなかったようですが、さらに長距離の場合、悪天候の場合、

法律上の問題など、解決すべき課題はいくつもあります。これらの課題を
クリアし、実用化されることを期待しましょう。

　2024年1月に発生した「能登半島地震」の被災地、石川県輪島市では、
実際にドローンを使って被災者に薬が送り届けられました。実践的な運用
はこれが国内初です。これまでは孤立した地域に自衛隊などが徒歩で届け
ていました。危険を伴うと共に、時間と労力を要する作業でしたが、ドロー
ンの活用により、自衛隊は救助活動に専念できるようになりました。

実証実験での配送ルート

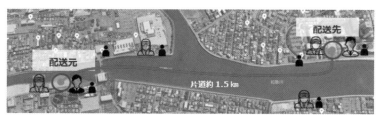

Google マップより資料作成

凡例 🚁：離着陸地点　👩：ドローンパイロット　👨：ケーエスケー担当者　🧑：和医大担当者　👥：NTT Com 運行補助者

出典：和歌山県立医科大学「ドローンを用いた医薬品配送の実証実験」より引用 (https://www.wakayama-
med.ac.jp/intro/press/2023/2023-0418.html)

各者の役割

ケーエスケー	・医薬品の適正流通ガイドラインのノウハウ提供。 ・「医薬品卸業者（供給者）」の立場として参画。
和歌山県立医科大学	・医薬品受領対応。 ・「医療機関（受領者）」の立場として参画。
NTT Com	・ドローンベンダーとの連携。 ・ドローンを利用するためのモバイルネットワーク提供。 ・AI による顔認証ソフトフェアの提供（受領者で間違いないか 　を確認するための認証ツール）。 ・温度センサー、加速度センサーの提供（医薬品の品質管理）。 ・位置情報サービスの提供。

◇ 小型低速ロボットによる薬の配送サービス

2021年3月、神奈川県藤沢市のFujisawaサスティナブル・スマートタウン（以下、Fujisawa SST）において、**小型低速ロボット**を用いた薬の配送サービスの実証実験が行われました。屋外での小型低速ロボットによる医薬品の配送は国内で初の試み。

本実験は、アインホールディングス、パナソニックとFujisawa SST協議会の共同で実施されました。患者は自宅から医師による電話やオンライン診療などで受診し、薬局により、処方された薬の服薬指導をオンラインで受けたのち、小型低速ロボットが自宅に医薬品を配送する、という流れです。診察➡服薬指導➡医薬品の受け取りまでのすべての工程を、自宅で、かつ非対面で完結できます。

小型低速ロボットによる医薬品配送サービスのイメージ

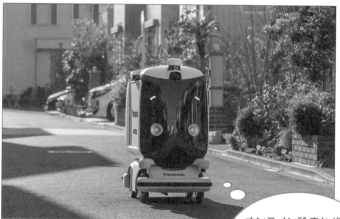

出典：パナソニック ホールディングス株式会社ニュースリリースより
（https://news.panasonic.com/jp/press/jn201207-2）

オンライン診療などで受診、服薬指導を受けたのち、ロボットが薬を配送してくれる。

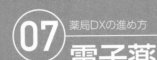

07 電子薬歴

『薬歴入力で残業時間が増える』。調剤薬局経営者の悩みの種の1つです。最近、薬歴入力を効率化する「電子薬歴システム」が開発されています。薬剤師の業務効率化には欠かせない、進化する「電子薬歴システム」についてご紹介します。

◇ 薬歴入力を補助する電子薬歴システム

薬歴（正式名称「**薬剤服用歴**」）は、薬剤師が行う調剤や服薬指導、患者の情報（基礎情報、体質、既往歴など）を集積したもので、適切な服薬指導には欠かせない資料です。また、調剤報酬請求の根拠となる重要な記録になります。

安全な薬物療法や医療事故防止のため、薬歴入力は非常に重要な業務ですが、薬歴の入力には時間がかかります。多くの業務があるなかで、薬歴にばかりに時間を割くわけにもいきません。そこで、薬歴入力をより効率的に行うためのツールが、最新の「**電子薬歴システム**」です。

◇ Karin by MICIN（株式会社マイシン）

株式会社MICINの「Karin by MICIN」は、薬剤師と患者との服薬指導中の会話から、AIが自動で薬歴文章を作成する薬歴入力サポートサービスです。「服薬指導直後ではなく、あとでまとめて入力する」「指導内容を思い出すのに時間がかかる」「薬歴入力で残業時間が増える」などの意見から本サービスは開発されました。服薬指導中に薬歴のベースができているため、少し補足するだけで薬歴は完成します。業務の効率化、薬歴内容の充実、そして、残業時間の削減が可能であり、薬剤師の大きな味方となってくれます。

◇ エリシア S（株式会社シグマソリューションズ）

株式会社シグマソリューションズの「エリシアS」は、AIが過去の指導データから指導文を選定し、提案してくれる＜サジェスト機能＞を搭載しています。患者情報や処方内容なども考慮した文章を提案してくれるため、患者に合わせた適切な薬歴を作成可能です。処方薬から疾患名を推測する機能もあり、服薬指導をよりスムーズに的確に行うことができます。

◇Musubi（株式会社カケハシ）

　株式会社カケハシが提供する「Musubi」では、専用のタブレット端末を用いて、患者と一緒に端末の表示を確認しながら服薬指導ができます。服薬指導しながら、指導内容をタップすることで、薬歴の内容を下書きできる便利なシステムです。持ち運び可能なタブレット端末を利用するため、在宅患者の訪問指導の際にも活用できます。また、Musubiの注目すべき特徴の１つは、「健康アドバイス」です。患者の健康状態や処方内容に基づいて、アドバイスを自動で提案してくれます。服薬指導の内容を充実させることにもつながります。さらに、電子薬歴と連動して、来局予測や処方実績をAIが学習し、自動発注するシステムも併せ持っています。詳細は「09.在庫適正化」の項でご紹介します（➡p.132参照）。

電子薬歴の活用により、薬歴の入力時間を削減し、削減した時間を、服薬指導の充実に活かすことが重要です。

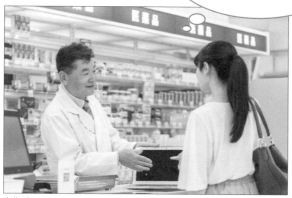

出典：buritora/PIXTA

患者フォロー

服用期間中に患者の体調変化や服薬状況を確認するために、これまでは電話でフォローアップをしてきました。しかし、電話での確認では現状把握に限界があります。本節では、薬剤師のフォローアップを支援する注目のシステムについてご紹介します。

◇ 進化する電子お薬手帳

　2016（平成28）年の診療報酬改定において、**電子お薬手帳**がお薬手帳として認められたことに伴い、現時点で広く普及しています。電子お薬手帳はお薬手帳としての役割だけでなく、血圧や体温などの日々の体調変化、予防接種やワクチンの記録もできるようになりました。さらに現在では、「電子お薬手帳＋処方箋送信機能＋オンライン服薬指導機」が統合されたアプリも開発されています。アプリ内、あるいはLINEを使って、チャットで会話することも可能です。各社が開発した商品とその特徴については下表でまとめています。

「電子お薬手帳＋処方箋送信＋オンライン服薬指導」一体型製品

商品名（会社名）	特徴
kakari （メドピア）	・患者が処方箋を送信したら、あるいは調剤が終わったら、患者にお知らせが届く「店頭チェックイン機能」。 ・薬局からの情報発信も可能。
リンクパレット （メディエイド）	・かかりつけ薬剤師の出勤状況を確認できる。 ・血圧や血糖値などを管理するバイタル専用アプリ「からだパレット」と連携。
あなたの調剤薬局 （イントロン）	・各薬局のマイページから処方箋予約や健康相談の受付できる。 ・マイページで待ち時間を把握できる。
Pharms （メドレー）	・e薬Link※に対応している他社電子お薬手帳アプリの情報も閲覧可能。 ・服薬期間中に患者に質問票やメッセージを送って、服用状況や副作用の発現などを確認できる。
Pocket Musubi （カケハシ）	・患者と薬局とのやり取りがメッセージアプリで可能。 ・e薬Link※対応。 ・フォローした内容について、電子薬歴Musubiへ自動転記。

※公益社団法人日本薬剤師会が提供する電子お薬手帳相互閲覧サービス

● **フォローアップ支援システム**

　2020年9月に施行された薬剤師法および医薬品、医療機器等の品質、有効性及び安全性の確保などに関する法律（**薬機法**）において、患者の薬剤使用状況を継続的かつ的確に把握するための**服薬フォローアップ**が義務化されました。

　これに伴い、電話による問い合わせや直接ご自宅を訪問するなどの対応が、薬剤師の判断で行われていました。しかし、＜事前に伝えていても、電話や訪問のタイミングが難しい＞、＜患者に迷惑がられてしまう＞、＜手間や時間がかかる＞、など様々な課題が挙がっていたことも事実です。そうした中、効率的にフォローアップを行うための便利なツール（アプリ）が開発され、注目を集めています。

　近年では高齢者もスマートフォンを所持する時代になり、LINEアプリを利用しています。LINEあるいは専用アプリを通して、患者とのやり取りができるシステムが開発・提供されており、患者と薬局の双方にとって、非常に都合がよく便利になっています。アプリを使うことにより、＜お互いに時間を気にすることなく、やり取りが可能＞、＜メッセージ履歴が残って、薬歴に反映しやすい＞、＜自動送信機能があり、メッセージが送れる＞など、これまでの電話などによるフォローアップの課題を解決できます。

フォローアップ支援システムの例

製品名（会社名）	フォローアップ例
kakari （メドピア）	・チャットで相談が可能。 ・服薬フォローメッセージを送付。 ・トレーシングレポート作成支援機能を搭載。
Followcare （グッドサイクルシステム）	・LINE/SMSと電子薬歴が連携。 ・電子お薬手帳として利用。 ・処方箋受付からオンライン服薬指導まで可能。
あなたの調剤薬局 （健康サロン）	・LINEで自動フォローアップが可能。 ・患者とのやり取りで服薬情報提供書を作成。 ・レセコンと電子お薬手帳が連携。
Pocket Musubi （カケハシ）（前出と同）	・患者と薬局とのやり取りがメッセージアプリで可能。 ・e薬Link対応。 ・フォローした内容について、電子薬歴Musubiへ自動転記。

◆ 糖尿病フォローに ICT を活用

糖尿病治療中に最も注意すべきは、「低血糖症状の発症リスク」です。糖尿病の薬物治療を行う患者のフォローアップについて、2020年度調剤報酬改定で「**調剤後薬剤管理指導加算**」という加算要件が新たに設けられました。これは、低血糖症状のリスクが高いインスリン製剤およびスルホニル尿素系製剤を使用中の患者に、新たにインスリン製剤などが追加処方された場合、または処方中のインスリン製剤などに変更があった場合にフォローアップを行い、処方医にフィードバックすることで算定できます。低血糖に関わるフォローアップを行う際には、血糖値だけではなく、腎機能や認知機能、食事や運動などの日常生活との関連についても着目しなければなりません。以上のように、糖尿病治療中の患者のフォローアップは非常に難しいですが、電話連絡だけでは状況把握に限界があります。そんな中、最近注目されているのが「**血糖管理アプリ**」です。

シンクヘルス株式会社の「シンクヘルスプラットフォーム」では、血糖測定器とBluetooth/NFCで通信接続することにより、「シンクヘルスプラットフォーム」に検査データが転送されて、アプリ内でデータを把握できます。データはクラウドで保管・管理されているため、医療機関でも容易に閲覧可能です。また、血糖測定器だけでなく、一部メーカーのインスリンデバイスと連携できるため、血糖値、食事や運動内容と共にインスリン量を照らし合わせて振り返ることもできます。AIがデータ分析して、患者ごとに適切なメッセージを定期的に配信してくれる点は画期的です。

アボットの「FreeStyle リブレ」は、従来の血糖測定器とは異なり、指先穿刺を必要とせず、いつでもどこでも、服の上からも血糖測定が可能な画期的な製品です。500円玉大の小型センサーを上腕後部に装着し、組織間質液中のグルコース値を測定します。データの読み取りは、専用のリーダーをセンサーにかざしてスキャンするだけなので、簡単です。

　医療機関はクラウドの管理システムからデータを抽出でき、適切な指導を行うことができます。センサーは毎分のグルコース値を最長14日間測定可能で、14日ごとの付け替えが必要です。センサー1つ7000円前後と高額ですが、2022（令和4）年度診療報酬改定に伴い、インスリン療法を行うすべての糖尿病患者は保険診療で使用できるようになりました。今後、FreeStyleリブレを導入する医療機関が増えていくことが予想されます。

糖尿病フォローのICT活用例

製品名（会社名）	特徴
シンクヘルスプラットフォーム（シンクヘルス）	・血糖測定器だけでなく、血圧計や体重計など、Bluetooth 対応モデルであれば、アプリとの連携が可能。 ・医療機関で簡単にデータを閲覧可能。 ・各種データに基づいて、AI が定期的にメッセージを送付。
FreeStyle リブレ（アボット）	・血糖の変動を 24 時間持続して把握できるデバイス。 ・腕にセンサーを装着し、センサーをかざすだけで血糖値の推移がリーダーに表示される。 ・インスリン療法を行う患者であれば、ほとんど保険適応。

FreeStyleリブレ（アボットジャパン）

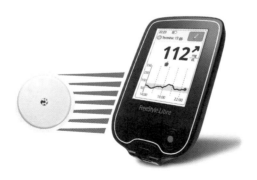

by WundermanWiki

◇ スマートウォッチは医療機器の一つ!?

　スマートフォンと連携して、時計としての機能だけでなく、おサイフケータイ機能や通話機能など、多彩な機能を搭載している「**スマートウォッチ**」。現在発売されているスマートウォッチのいくつかのモデルには、血圧測定機能が備えられていることから、「医療機器」の1つといっても過言ではありません。ここでは、スマートウォッチの健康管理機能について4つ紹介します。

　1つ目は、健康の土台である「睡眠状況の確認」です。睡眠が深いか、浅い睡眠の時間が長くなっていないかなどの「睡眠の質」を測定できます。睡眠の質を向上させるために、寝具を変えたり、寝室の温湿度調整をしたり、色々試すために有用な機能です。

　2つ目は、「血圧測定」です。日中の血圧の推移を確認できます。健康診断などで高血圧と診断された方にとっては非常にありがたいツールです。また、めまいや頭痛が出やすい方は、実は低血圧が原因だった、とわかるかもしれません。

　3つ目は、「心拍数の測定」です。心拍数は体調不良時や興奮・緊張時に上がります。トレーニングの負荷を計算するための参考にもなります。心疾患をお持ちの方は、薬を飲むタイミングを計るのにも有用です。

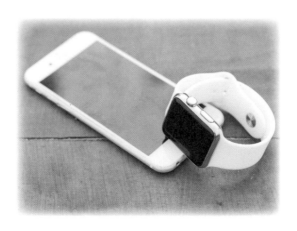

　4つ目は、「血中酸素量の測定」です。肺が十分に機能して酸素を取り入れられているかを示す指標で、新型コロナウイルスの蔓延によりテレビやメディアで注目されました。これまでは、「パルスオキシメーター」という医療機器で測定していましたが、スマートウォッチで測定できるモデルもあります。

　また、最近高齢者の見守り機能の一つとして注目されているのが、「転倒検知機能」です。高齢者が転倒すると、骨折や命に関わる可能性もあるため、注意する必要があります。転倒を検知すると、登録先にアラートと位置情報を送信してくれるため、「家族や介護者がしばらく気づかなかった」という心配はありません。

◈ マイナポータルを介した患者情報の共有

　上記のように、自宅で測定した血糖値などの検査結果を一元管理できれば、診察、栄養指導や服薬指導にも非常に有益であると考えられます。そして、一元管理するためのツールとして期待したいのが、「**マイナンバーカード**」です。自宅でマイナンバーカードを用いて、**マイナポータル**などに検査結果を登録し、医療機関がデータを抽出可能なプラットフォームができると、医師としても薬剤師としてもフォローアップしやすくなります。今後は、各薬局共通で利用可能なプラットフォームが構築されることを期待しましょう。

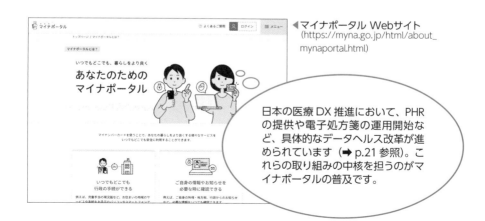

◀マイナポータル Webサイト
(https://myna.go.jp/html/about_mynaportal.html)

日本の医療DX推進において、PHRの提供や電子処方箋の運用開始など、具体的なデータヘルス改革が進められています（➡ p.21 参照）。これらの取り組みの中核を担うのがマイナポータルの普及です。

在庫適正化

薬局経営で難しいのが「在庫管理」。在庫を欠品させたくないが、不動在庫も増やしたくありません。これらを考慮して発注していくと、かなり時間を割いてしまいます。そこで、AIを活用した在庫管理システムです。

◆ AIを活用した在庫管理

　勘と経験に頼る発注や不動在庫の管理など、調剤薬局における**在庫管理**業務は非常に時間がかかります。時間がかかる割に、過剰発注や有効期限切れなどの人為的ミスが起こってしまう業務です。さらに、新薬や新たなジェネリック医薬品が年々増加しているため、在庫管理はますます複雑になることが予想されます。

　そこで、自動発注から来局予測、データ分析まで行える在庫管理システムが今注目されています。下表に示したのは、「AIを活用した」**在庫管理システム**の一覧です。AIは過去の処方データを学習し、メーカーによっては電子薬歴など他のシステムと連携することで、自動で適切な在庫管理を実現します。

AIを活用した在庫管理システム

商品名（会社名）	特徴
R2-AI （グッドサイクルシステム）	・電子薬歴「GooCo」と連携し、AIが自動で発注を行う在庫管理システム。 ・同一企業内での不動品を融通して在庫管理を適正化。
メドオーダー （ファーマクラウド）	・「AI薬剤師」を作り出し、適正な在庫量を計算。 ・AIが提案した通りの発注で、平均約20%の在庫削減を達成。
Musubi AI在庫管理 （カケハシ）	・AIの患者来局予測により欠品防止と過剰在庫を抑制。 ・フォローしたい患者をカレンダーで表示。 ・店舗間融通や売却機能により不動在庫を圧縮。
ASKAN （アサイクル）	・AIが来局予測や調剤実績だけでなく、地域性や季節などのデータから需要予測し、自動発注。 ・「スマホ型」薬剤鑑査システム「PICKING GO」と連携し、正確な理論在庫を実現。

　また、日々の業務によって、さらにデータが積み重ねられるため、どんどん成長し、より正確な在庫管理が可能となります。在庫管理のDX化は、在庫管理にかける時間を短縮して、労力や人件費を削減するだけでなく、調剤薬局が常に悩まされている**不動在庫**を処理してくれる、理想的なシステムです。

◆ 不動在庫は2次流通サービスで解消

　不動在庫については、「ファルマーケット（株式会社Pharmarket）」や「リバイバルドラッグ（株式会社リバイバルドラッグ）」の利用がおすすめです。どちらも薬局の不動在庫を買い取り、販売する2次流通サービスで、売り手は不動在庫を処理できる、買い手は必要な薬を少量で確保できる、という互いにメリットがあります。使用期限が切れて廃棄される医薬品は、年間約280億円といわれています（厚生労働省「令和2年度診療報酬改定の結果検証に係る特別調査（令和2年度調査）の報告案より）。

　2次流通サービスの利用や在庫管理業務のDX化推進により、不動在庫の課題を解決していきましょう。

Pharmarketの仕組み

医薬品買取サービスとは

売り手 は局内の**不動在庫** を 処分 できる

買い手 は必要な医薬品 を 少量確保 できる

出典：Smart Mat Cloud「在庫管理術　ファルマーケットとは【調剤薬局の不動在庫の買取と販売の仕組みや流れ・費用や条件】」より引用（https://www.smartmat.io/column/inventory_control_hospital/8111）

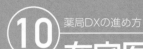
在宅医療

高齢化社会が急速に進む我が国では、在宅医療のニーズが年々高まっています。薬局内での「対物業務」のDX化が進めば、在宅医療のような「対人業務」に注力できます。

◆ 電子カルテの持ち運び

　これまでは、薬剤師による訪問指導の際、薬歴やプロフィールが記載された紙カルテを持参していました。しかし、現在では、電子薬歴を確認できるタブレット端末を持参すれば十分です。調べたいことがあれば、すぐに調べることもできます。その場で指導内容や患者とのやり取りをメモしておけば、薬局に戻ってすぐに、あるいはその場で薬歴入力が完了します。

　近い将来、「**訪問指導専用車両**」が開発されると、より便利になるでしょう。一度訪問していれば、履歴を確認して行き先を確認できるかもしれません。ただ、いちいち患者の住所と履歴を見比べて、行き先を探すというのはかなりの手間です。電子カルテと連携したタブレット端末を車にセットすれば、患者の住所がカーナビに自動で出力され、ナビゲーションしてくれる、効率的な訪問順を計算してくれるなどの機能があればかなり便利になるでしょう。「訪問指導専用車両」あるいは「訪問指導専用カーナビ」の開発に期待したいところです。

タブレットとカーナビが連携し、より効率的な在宅医療が実現するかもしれません。

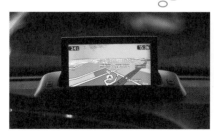

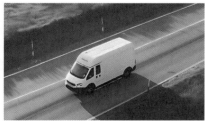

◇ スケジュール管理

　在宅医療において重要なことは、スケジュール管理と情報共有です。

　在宅医療のニーズが増える中、薬剤師による在宅訪問の機会も増加しています。大手薬局チェーンでは、在宅医療を専門とする薬局を開設し、対応する動きが見られるようになりました。

　一日に何軒も訪問する際、移動ルートやスケジュールの管理に手間と時間を要していました。これを解決してくれるツールが「**訪問スケジュール管理ツール**」です。訪問ルートやスケジュールを自動で調整してくれます。同じツールを利用していれば、他職種のスケジュールも確認できるため、訪問看護や訪問介護などの時間を避けて訪問することも可能です。スケジュールの無駄を減らすことにより、訪問件数を増やすこともできます。

訪問スケジュール管理ツール

商品名（会社名）	特徴
CrossLog （クロスログ）	・移動時間や移動ルートが合わない場合、アラームでお知らせ。 ・患者本人やご家族、他の医療機関も閲覧可能なため、情報共有がスムーズに行える。
ZEST （ゼスト）	・利用者の状態や住所などにより、移動スケジュールを自動で作成。 ・空き日時も一目でわかるため、会議やカンファレンスの予定を入れやすくなる。

POINT

　本書では、DX実現のための具体的方法を薬局の運営プロセスに沿って紹介しています。しかし、DX実現には、個別のIT化にとどまらず、それらがシステム全体としてどう連携し成果を生むかも重要な視点です。より理想のDXを実現するために、「現状把握」「目標設定」「具体的な取り組み」を並行して確認することも大切です（**巻末資料11参照**）。

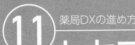

11 薬局DXの進め方
レセプト業務

調剤報酬請求が「紙媒体」から「オンライン請求」も可能になって、業務負担がかなり軽減されました。ただ、レセプト業務で悩まされるのが、定期的に行われる「診療報酬改定」です。この診療報酬改定について、DX化の動きが加速しています。

◇ 診療報酬改定DX

　2023（令和5）年4月、厚生労働省推進チームにより、第3回「医療DX令和ビジョン2030」が開催されました。この中で議題とされたものの1つが「診療報酬改定DX」です。これは、デジタル技術を最大限に活かし、診療報酬やその改定に関する作業を効率化し、医療機関などにおける負担の極小化を目指す取り組みです。これまで、診療報酬改定のたびに、3月の公示から4月の施行までの1カ月間、改定内容をシステムに反映させる作業に大幅な労力が費やされてきました。DXにより、この作業を効率化できないか、というのが目的です。

　具体的な施策として挙げられているのが、「共通算定モジュールの開発・運用」と「診療報酬改定施行時期の後ろ倒し」です。

　電子カルテやレセコンのシステムは医療機関ごとに異なります。診療報酬改定が行われると、レセコンシステムを提供する企業は各社で改定内容を読み解き、システムを修正する必要があります。厚生労働省、審査支払機関とレセコンのシステム会社が協力して、共通の算定モジュールの開発が実現できれば、診療報酬改定の作業はモジュールを更新するだけで済むようになります。業務負担が大幅に軽減されることが期待されます。報酬改定が行われるたびに、自動で点数が置き換わることが理想です。

　診療報酬の改定は2年に一度、4月に行われますが、小さな変更については、定期的に厚生労働省から発出されます。この診療報酬改定の4月施行日を後ろ倒しにすることにより、3月公示から4月施行の1カ月間の作業負担を軽減させようという施策です。例えば、3月公示➡10月施行であれば、半年程度余裕があるため、ミスや見落としの修正も可能ですし、時間に余裕を持って、じっくり仕事に取り組むことができます。また、介護報酬改定は3年に一度のため、これに合わせてはどうか、という意見もあるようです。

欧米諸国における
オンライン服薬指導の実態

オンライン服薬指導は、体調が悪い患者にとって体力的・時間的負担を軽減できる有用なサービスです。しかし、日本におけるオンライン服薬指導の普及は海外に比べて大きく後れを取っています。海外では医療に対してどのようにICTを利活用しているのでしょうか。ここでは、海外におけるオンライン服薬指導の実態についてご紹介します。

◇ アメリカにおけるオンライン服薬指導

　日本とは異なり、国民皆保険制度がないアメリカでは、高額な医療費がかかるため、気軽に病院を受診することができません。救急車も有料です。個人で民間保険に加入する、あるいは、保険に入らない、という選択肢もあります。しかし、民間保険に入っていてもアメリカの医療コストは高額です。また、アメリカの国土は広大で、アクセスが悪いという地理的問題もあります。

　このように医療を受けることが容易ではないアメリカで、遠隔医療「**テレヘルス（Telehealth）**」はいち早く拡大していきました。当初は「医療機関から自宅が遠い人向けのサービス」でしたが、安価で24時間受診できることから、アメリカ国民に広く受け入れられるようになったことはいうまでもありません。

　オンライン診療の普及と共に、薬剤師によるオンライン服薬指導も拡大していきます。「**テレファーマシー（Telepharmacy）**」と称され、「最先端の通信技術を駆使して、薬剤師が遠隔地から患者に医薬品を提供するサービス」として知られています。定義のとおり、基本的には遠隔医療に対するサービスですが、新型コロナウイルスの感染拡大に伴い、自宅療養者に対して接触することなく、服薬指導や医薬品提供が可能な「テレファーマシー」が急速に拡大しました。

　市場調査会社Mordor Intelligenceの調べによると、アメリカにおけるテレファーマシーの市場規模は2024年108億ドル（約1兆5700億円）に対し、2029年には273.6億ドル（約3兆9800億円）と推計されています（1ドル＝145円として計算）。

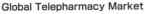

Global Telepharmacy Market
Market Size in USD Billion
CAGR 20.42%

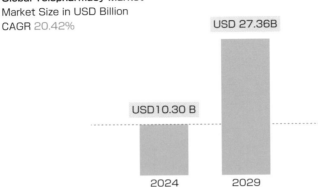

USD 27.36B

USD10.30 B

2024　　　2029

出典：Mordor Intelligence「グローバルテレファーマシー市場規模」より引用 (https://www.mordorin telligence.com/ja/industry-reports/telepharmacy-market/market-size)

◇ イギリスにおけるオンライン服薬指導の認識と実態

　イギリスも日本と同様、国民皆保険制度を導入していますが、日本とは異なり、すべての住民が予防医療、メンタルヘルスや妊娠・出産など包括的サービスを原則無料で受けることができます。処方にかかる費用は、一処方ごとに一律9.35ポンド（およそ1760円）で、妊婦や16歳以下、65歳以上の高齢者など、処方料も無料になる場合があります。

　メリットが多いイギリスの医療制度ですが、診療を受けるには2～3週間程度かかるという問題点があります。そこで、イギリス住民に頼りにされているのが**薬剤師**です。イギリスでは、日本とは異なり、**セルフメディケーション**が広く浸透しています。風邪などの軽度な症状であれば、薬剤師に相談して、OTC医薬品で対処することが多いようです。病院を受診する方が、OTC医薬品を購入するよりも自己負担が少ないことも、セルフメディケーションが浸透している要因です。また、NHS111という医療に関する電話相談窓口や、病院の総合診療医から紹介を受けた患者に対して、薬剤師が相談に乗るという流れもあります。

薬剤師への相談は予約不要で、健康に関する相談も電話、チャットやメールなどで気軽にできるため、薬剤師はイギリス住民にとって、＜医師よりも信頼できる職業＞と認識されています。

　イギリスでは、患者が医療専門家チーム（医師、看護師やセラピストなど）に質問や写真を送り、ビデオ相談を行うことで専門医の紹介や処方薬の手配などを行う「**リモート・コンサルテーション（Remote consultations）**」が行われています。イギリスにおけるオンライン服薬指導はこの「リモート・コンサルテーション」の一部と認識されているようです。イギリスにおける薬剤師は、英国薬学評議会が認定したプログラムを受講すると、処方箋を発行する権利を獲得できます（ちなみに、アメリカの薬剤師も一定条件下、処方権を与えられています）。したがって、日本のように、薬剤師が処方ごとに服薬指導を行う必要はありません。医療従事者全員が「リモート・コンサルテーション」という概念の下で医療提供を行っています。

◇ドイツにおけるオンライン服薬指導

　ドイツでは、オンライン服薬指導という概念がありません。Ｅメールやチャット、テレビ電話での服薬指導は行われますが、あくまで服薬指導の一環として捉えられています。ただ、オンラインでのOTC医薬品の販売が活発で、薬剤師への相談のもと、セルフメディケーションへの取り組みが積極的です。

　ドイツ政府は、2019年、デジタル供給法（Digital Supply Law）を導入し、本格的に医療DX推進の意向を示しました。その一環として、**電子処方箋**の普及が進んでいます。患者はダウンロードした専用のアプリから電子処方箋を受けることができるようになりました。今後、電子処方箋の導入に伴い、オンライン服薬指導も普及すると考えられます。しかし、もともとオンライン服薬指導という概念がないため、オンライン服薬指導に対する診療報酬の引き上げなどなく、「場合によっては、オンラインによる服薬指導も1つの手段である」という認識のまま、オンライン服薬指導が普及しないかもしれません。

◇ 日本のオンライン服薬指導の未来

「自宅に居ながら、服薬指導を受けられ、薬の受け取りもできる」。オンライン服薬指導は、患者の体力的・時間的な軽減だけでなく、病院や薬局利用による感染症対策にもつながります。薬局側としても、オンライン服薬指導は業務の効率化に繋がるため、利用を拡大させたいサービスです。

最近では高齢者もスマートフォンを利用する時代になりました。ネットショッピングも全国各地で利用可能です。オンライン服薬指導を拡大させるための地盤はすでにできているといえるでしょう。あとは患者がオンライン服薬指導を利用したい、利用しようと思えるような施策や制度が必要です。海外のようにオンライン診療の充実や、電子処方箋や**リフィル処方箋**の利用が拡大すれば、オンライン服薬指導の利用も増えていくかもしれません。また、イギリスやドイツのように、OTC医薬品について、気軽に相談できるビデオ通話サービスがあれば、処方薬のオンライン服薬指導も気軽に利用してみようという考えに至る可能性もあります。

海外の事例を参考に、患者がオンライン服薬指導を利用しやすい環境を整えることが非常に重要です。

> **POINT**
>
> 海外の薬局DXの現状を見てみましょう。日本の薬局DXが目指すべき方向のヒントがあります（**巻末資料12〜14参照**）。

メモ リフィル処方箋

症状が安定している患者に対し、医師が継続して同じ薬を処方することを承認した場合に使用される処方箋です。具体的には、処方箋にある「リフィル可」の欄にチェックを入れて発行され、これにより患者は同じ処方箋を最大3回まで再利用することができます。ただし、新薬、麻薬、向精神薬、湿布薬など、リフィル処方が認められていない薬剤もあります。

アマゾン薬局の脅威

アマゾンが日本の処方薬ネット販売市場に参入し、オンライン服薬指導や配送サービスの展開を検討しています。アマゾンは、今後、薬局業界に影響を及ぼす可能性があります。ここでは、薬局業界が注目するアマゾンの動向について説明します（2024年2月時点の情報）。

◇ 日本にアマゾン薬局がやってくる？

　2022年9月、**アマゾン・ドット・コム**（以下、アマゾン）が日本国内の処方薬のネット販売に参入、という記事が掲載されました。現時点では、検討の段階ですが、アマゾンの参入は後れを取る日本のオンライン診療・オンライン服薬指導に一石を投じる可能性があります。

　オンライン診療を受けた患者は、電子処方箋を受け取り、アマゾンと提携する薬局を選択してオンライン服薬指導を受け、処方薬をアマゾンが配送します（次ページの図）。アマゾンの強みは＜配送＞です。いまや日本国民の半数がアマゾンでのネットショッピングを利用しています。膨大な顧客データと配送網があるため、より早く、より安く、処方薬を提供することが可能です。一部の地域を除いて、即日あるいは当日配送できるため、必要な薬をすぐに受け取ることができるという安心感もあります。アマゾンの有料会員制プログラムであるAmazonプライム会員であれば、薬の配送も無料となるかもしれません。

▼アマゾンのオンライン薬局

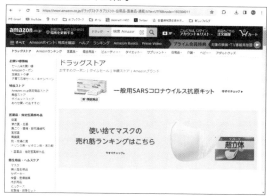

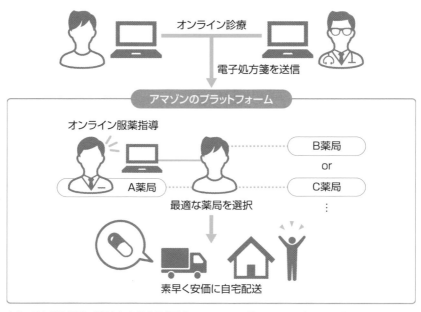

出典：日本経済新聞　2022年9月6日朝刊:https://www.nikkei.com/article/DGXZQODL0581H0V00
C22A9000000/

◆ アマゾン薬局は敵か味方か

　アマゾンは中小薬局の「患者仲介役」として、大きな役割が期待できます。中小薬局はアマゾンと提携し、アマゾンの予約システムを利用して服薬指導の予約を受けると考えられています。薬局側としては、普段の調剤・鑑査業務に加え、オンライン服薬指導の対応と梱包作業に対応するのみです。アマゾンとの提携は、これまで以上に容易に患者を新規開拓できる糸口となるかもしれません。

　一方で、アマゾンが「調剤業務」から「オンライン服薬指導」まで、すべての業務を担う可能性も否定できません。実際にアマゾンは、2018年オンライン薬局大手の米ピルパックを買収し、2020年10月からアメリカ国内で「Amazon Pharmacy」として、調剤薬局業務を開始しています。

　日本では、アマゾンのプラットフォームを介して薬局を＜紹介＞というかたちか、薬局がアマゾンに薬の配送を＜外部委託＞するか、あるいは多数の薬剤師を雇用して＜新たにアマゾン薬局を作る＞か、はわかりませんが、何らかのかたちで参入するかもしれません。

　アマゾンは日本国内ですでに薬剤師を雇用しており、薬剤師による対面販売が必要な「**要指導医薬品**」以外の一般用医薬品を取り扱っています。薬剤師や登録販売者が働く実店舗が国内に２カ所（東京都江東区と大阪府東大阪市に１店舗ずつ）あり、医薬品を購入すると、「発送元：アマゾンファーマシー」として商品が届きます。つまり、保険薬局の指定を受ければ、いつでも調剤薬局として参入できる体制は整っているという状況です。

アマゾンの販売形態から予想される薬局参入形態（案）

● アマゾンのプラットフォームを介した薬局紹介

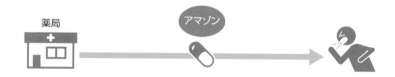

● 薬局がアマゾンに薬の発送を委託

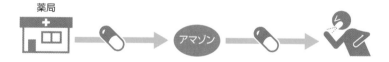

● アマゾンが薬局を経営

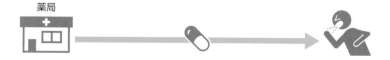

◇ 米アマゾン薬局に対する米2大薬局チェーンの対策

　米アマゾン薬局に対して、アメリカの2大薬局チェーンであるウォルグリーン・ブーツ・アライアンス（以下、**ウォルグリーン**）とCVSヘルス（以下、**CVS**）はどのような対策を講じているのでしょうか。

　ウォルグリーンは欧米を中心に、世界25か国以上でドラッグストアを展開する老舗薬局チェーンです。ウォルグリーンは米アマゾン薬局への対策として、アプリの大幅な改良に取り組んでいます。処方箋送信機能はもちろん、チャットで薬の相談や一般的な健康に関するアドバイスを受けることが可能で、24時間年中無休での対応です。アプリ内で注文した商品をドライブスルーで受け取ることもできます。アプリで健康目標を設定し、達成すると、実店舗でキャッシュバックを受けられるプログラムもあります。ウォルグリーンを利用することで、大きな付加価値を生むことにより、アマゾン薬局に対抗しています。

　CVSは、国内で約1万店舗のドラッグストアを展開するアメリカ最大の薬局チェーンの1つで、店舗内に健康管理サービスを集約した「CVSヘルスハブ」を併設して、健康サポートサービスに力を入れています。日本における「**健康サポート薬局**」のような機能ですが、「CVSヘルスハブ」は店舗面積のおよそ20％を占めており、規模が圧倒的に異なります。

▼CVS

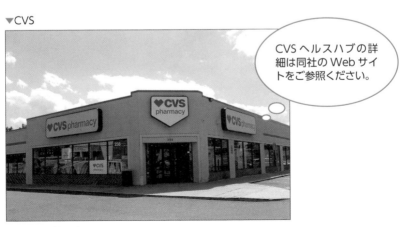

CVSヘルスハブの詳細は同社のWebサイトをご参照ください。

by Farragutful.psd

　看護師が常駐する簡易クリニック、薬剤師や管理栄養士がカウンセリングを行う専用の個室、ヨガ講習や健康に関するセミナーを行うイベントスペースや、自分で健康チェックができるデジタル機器の設置など、ヘルスケアに特化した店舗を作り上げています。実店舗でのヘルスケア体験は、アマゾン薬局にはない大きな強みです。

◇ アマゾン薬局に負けない薬局づくりを

　アマゾンは世界一のECサイトを運営する企業であり、日本においてもその物流網や集客力は周知のとおりです。そのアマゾンが日本の薬局業界に参入するとなれば、調剤薬局にとって大きな脅威となるでしょう。

　ただ、日本における「電子処方箋」、「リフィル処方箋」や「オンライン服薬指導」の普及の遅れや認知度の低さを鑑みると、アマゾン薬局がその状況を劇的に変化させてくれるかもしれません。患者にとっては、選択肢が増えて、より便利に容易に薬を受け取ることができるようになります。

　アマゾン薬局はアメリカでの販売形態と同様、オンライン薬局メインでの参入になると考えられます。つまり、＜実店舗でのサービス＞を充実させることにより、アマゾン薬局に対抗することができます。アマゾン薬局に負けない薬局づくり、経営戦略を立てていきましょう。

メモ　健康サポート薬局

　厚生労働省によって定められた特定の基準をクリアした薬局。従来の薬剤師や薬局が持つ役割に加え、市販の薬や健康食品、さらには介護や食事・栄養に関する相談にも対応しています。これにより、一人ひとりの健康をより広い範囲で、積極的にサポートすることが可能です。

コラム PHRと全国医療情報プラットフォーム

　これまでの日本では、医療情報が各医療機関や薬局で分散されており、一元的な管理や情報の利活用が困難であることが課題でした。この課題解決のために、**PHR** の導入が期待されています。PHR は、個人が健康診断の結果や服薬履歴などの健康情報を電子記録として管理するシステムです。前述した全国医療情報プラットフォームでは、PHR はクラウド化され、患者のみならず、医療従事者・介護従事者などの関係者が必要に応じてアクセスできるようになります。具体的には患者はマイナポータルを通じて自分の医療・介護情報にアクセスでき、医療機関は患者同意のもとで多くの医療機関の患者情報・診療情報を参照できるようになり、医療の安全性・効率性の向上に期待できます。また、事業者も患者の同意のもとで健康増進につながるサービス提供に活用できます。

　しかし、このシステムの導入には、マイナンバーカードの普及率が低いという課題があります。また、プライバシーの観点から、健康情報への紐づけに反対する声もあります。しかし、医療 DX を進める上で医療情報連携は必須です。政治は丁寧に国民に説明し、理解を進める努力が求められます。

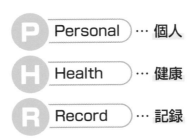

P Personal … 個人

H Health … 健康

R Record … 記録

6 薬局におけるDX推進の具体的事例

DXはこれからの薬局経営を変える力を持っています。ここでは、薬局経営者にインタビューを行い、DXによる業務改善の具体例を紹介していきます。

植村卓哉

薬局DXはデータ化から

近年は大多数の薬局が使用する電子薬歴。2019年の時点では7割を超える薬局が導入済みであり＊、電子薬歴の導入拡大はいまも続いていると考えられます。電子薬歴には様々な機能があり、患者の状況の評価、提供した薬剤情報の記録の効率化という本来の機能のみならず、薬剤師の投薬・指導・勤務に関する情報、薬局の収益がデータ化されることで、より経営の効率化や収益性の可視化にも利用できます。このことも普及の理由と考えられます。ここでは、データをもとに勤務薬剤師の評価を行った事例を紹介します。

◇ データをもとにした職員評価

群馬県の調剤薬局「株式会社折り鶴」では、電子薬歴から得られるデータを職員の評価に応用しています。使用する電子薬歴**Musubi**（株式会社カケハシ）には、経営管理数値の自動集計や分析業務を効率化する機能が備わっているため、これらのデータから、個々の薬剤師の勤務状況、時間や処理した処方箋枚数などの情報が可視化されます。

【インタビュー】井上拓民氏 （株式会社折り鶴代表取締役社長）

● データ活用でスタッフ間のチームワークが活発に

薬局長をはじめとする管理職の薬剤師たちは、勤務する薬剤師や事務スタッフの強みと弱みを把握し、成長を促すコミュニケーションを取りやすくなったことで、納得感を得られやすくなったという声を聞きます。

例えば、地域支援体制加算2の算定を目指している薬局では、若手薬剤師から『減薬に取り組めるのではないか』という提案があり、これにどのように対応するか、患者さんとどのようにコミュニケーションを取るべきかについての双方向の会話が生まれています。つまり、問題点を抽出し、具体的な議論をするという行動が、自然と根付いたことを意味しています。

＊…**導入済みであり**　2019年 厚生労働省調査報告書（https://www.mhlw.go.jp/content/000509233.pdf）

▼井上拓民氏

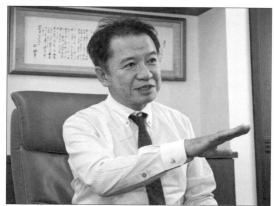

電子薬歴のデータを
活用することで、KPI
達成に必要な薬剤
師・スタッフの業務
を可視化できます。

引用：https://musubi.kakehashi.life/case/231024-oriduru

　地域支援体制加算を取得するのに必要な実績の蓄積は、対人業務の推進とほぼ同義であると捉え、現在は新たな評価指標として、「在宅訪問の報告書の作成件数」および「チームとしての地域支援体制加算の算定要件の達成状況」をKPIに設定しています。在宅訪問サービスは、薬剤師が訪問している時間に外来業務を担う薬剤師や調剤補助を行う事務スタッフとのチームワークでようやく成り立つものです。そのため、経営者はチームワークを促進するKPI設定に配慮が必要です。Musubiの分析機能により、地域支援体制加算の取得に必要な要件や件数が即座にわかるので、会社全体で活用しています。

　業務記録は手作業でも行えますが、日々継続するための労力の確保や、記録方法の属人化を避ける配慮も必要です。電子薬歴が業務記録をデータ化し、一定のフォーマットで可視化してくれることで、扱いやすく労力を要しない情報の取得が可能になります。これにより、職員は記録作業から解放され、データの活用へと意識をシフトできることでしょう。

◇ データを活用した再来率向上の取り組み

　沖縄県にある「株式会社沖縄健康企画」の「みさと虹薬局」では、データをもとに来局間隔が空いた患者を特定し、ハガキを送付して再来局を促す取り組みを行っています。

　「足が遠のいてしまった患者に、薬局の存在を思い出してもらう」ためのこの取り組みでは、適切な対象に絞り込んだ送付先リストを作成する必要がありますが、Musubiに搭載された機能がそれを支援しました。

【インタビュー】座安雄一氏 (取締役・みさと虹薬局 管理薬剤師)

● データを活用し再来局を促す

　来局間隔が空いた患者さんに再来局を促す取り組みは、以下の5ステップで進めました。

▼再来局を促す取り組み

---

① Musubi の分析機能を用いた送付先リストを作成
②ハガキで伝える内容を考える
③ハガキに住所や氏名を印刷する
④投函する
⑤ （投函後）Musubi の分析機能で、その後の再来局状況を確認する

▼座安雄一氏

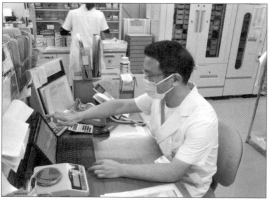

> Musubi の分析機能を用いて、再来局を促す取り組みの省力化・最適化ができた事例です。

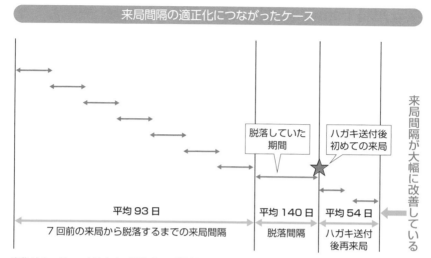

出典：https://musubi.kakehashi.life/case/230615-okinawakenkokikaku

　まずはMusubiの分析機能を使って、ハガキを送付する患者さんの絞り込みを行いました。Musubiの分析機能は、患者さんの来局状況や加算状況などに応じて、様々な切り口で一覧にできます。初めての取り組みだったので、あまりに多くの人に送るのも心配だし、少ないと振り返りが難しいので、100人程度が適当かと思い、調整しました。その結果、送付先は"前回の来局をもとに推定される来局予定日から29〜90日経過している90歳未満の慢性疾患患者のうち、5回以上来局していて、高齢者施設等の入所患者を除く122人"に絞り込みました。後ほどハガキに住所と宛名を印刷するので、リストをCSVファイルに加工する作業も含めて、30分もあればできました。

● 施策の結果は

　送付した患者さんのうち、約3割が1カ月半以内に再来局してください
ました。この中には、3〜4カ月足が遠のいていた方も複数おられますし、
男性の患者さんからは「健康相談会の当日は来られなかったけど、また機
会があったら参加したいから、次あったらまた教えてください」と、ハガキ
を手に来局いただいたケースもありました。そして、何より患者さんの「そ
の後」の様子にハガキ施策の効果を実感しました。

　ハガキ送付後に再来局した患者さんのその後の状況を確認したところ、
「来局間隔の適正化」につながったのです。薬局の存在を思い出してもらっ
た患者さんに、しっかりとした服薬指導を行い、そして適正な薬物治療を
再開いただきました。ハガキ送付が、その大きなきっかけになったのです。

　この事例では、電子薬歴の機能を用いて、疾患や来局頻度をもとにリス
ト化できたことで、取り組みへのハードルが下がりました。また、ハガキだ
けでなく、電話、SMS、メッセージ系アプリなど、患者の状態や地域特性に
合わせて連絡手段も変えることができるのもポイントです。データが整理
され、施策に応用しやすい状態になることが、薬局DXの初めの一歩ともい
えます。

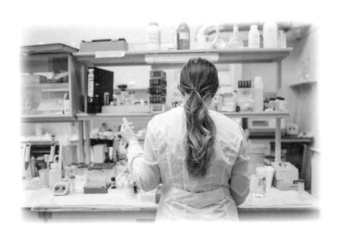

● データの蓄積は DX への重要なステップ

DXを推進するための第一歩は、アナログだったものをデジタル化することです。デジタル化により業務効率化が進み、デジタルデータが蓄積されていくことが重要だといわれています*。

データの蓄積を通じ、従業員の業務や重点的にコミュニケーションをとるべき患者が可視化され、そこに有効なアプローチを実行できれば、従業員や患者の満足につながり、ひいては地域における薬局の競争力の源泉になっていくことでしょう。

一般的なDX導入ステップ

STEP 1 アナログだったものをデジタルにする

例えば、紙だった帳簿を会計ソフトにする、お金のやりとりをバーコード決済にする、商談をオンラインにする、店舗に行く買い物をネットショップにするなど、いままでアナログだったものをデジタルにします。

STEP 2 生産効率・業務効率が向上し、デジタルデータが蓄積される

デジタル化により業務効率が高まり、生産性が上がります。それと共にノウハウとデジタルデータが蓄積されていきます。実は、このデジタルデータが宝の山なのです。

STEP 3 デジタル・トランスフォーメーション（ビジネス・組織を変える）

宝の山であるデジタルデータをビジネスに活用します。例えば、会計データを原価管理や顧客管理に活用したり、バーコード決済データを商品仕入・販促に活用したりします。これを業務プロセスやビジネスモデルに組み込めば、「DX」といえるのではないでしょうか。

出典：経済産業省ミラサポ plus（https://mirasapo-plus.go.jp/hint/15869/）

*…**いわれています**　経済産業省ミラサポ plus（https://mirasapo-plus.go.jp/hint/15869/）

02 AIによる在庫適正化

薬局では、医薬品が備蓄されていないことを理由に処方せんの応需を拒否することはできないため、自主的に必要な医薬品を備蓄する努力が必要になります※。そのため、在庫管理と発注業務に投じる時間は日々の業務の中で決して少なくありません。しかしながら、薬剤師に求められる役割が多様化する中、時間には限りがあります。そのような在庫の適正化という課題に対して、IT ツールの導入によって効率化し、DX を推進している事例を紹介します。

◇ 在庫金額 200 万円分を抑制した「業務変革」

大阪府の「スティア薬局菅原店」では、2022年に導入した**Musubi AI在庫管理**で、薬局運営のさらなる効率化を果たしました。このシステムは、処方実績に基づきAIが最適な在庫量を自動計算し、必要な医薬品リストをリアルタイムで表示します。また、次回来局予定の患者情報や未納品情報も確認でき、発注作業時間の短縮を実現します。

【インタビュー】京小寛和氏 (経営者・スティア薬局菅原店 管理薬剤師)

● アナログな在庫管理が業務を逼迫

在庫切れが起きると、分包機を止めなければならず、業務が滞っていました。在庫切れの原因は、在庫管理がアナログな発注オペレーションだったためです。

事務スタッフが空き箱のバーコードを読み取って、発注システムの「カートに入れる」まで進め、私が最終的に確認するという流れでしたが、この方法では、発注前に誤って空き箱を捨ててしまったり、出荷調整を検知できず発注漏れをしてしまったりする日もありました。他のスタッフの帰宅後、私が調剤棚の引き出しを開いて、多すぎるものの返品処理、在庫が切れそうだと気付き急いで発注、という作業も起きていました。

事務スタッフさん向けのマニュアルを作り、私は残業し、それでも週に1度は何かしら欠品している状態で、何か対策をしなければならないと思っていました。

※…**必要になります** 厚生労働省 薬局業務運営ガイドラインについて (https://www.mhlw.go.jp/web/t_doc?dataId=00ta7194&dataType=1&pageNo=1)